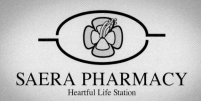

SAERA PHARMACY
Heartful Life Station

薬局薬剤師による
『プレアボイド』実学

サエラ社外報告研究会　編著

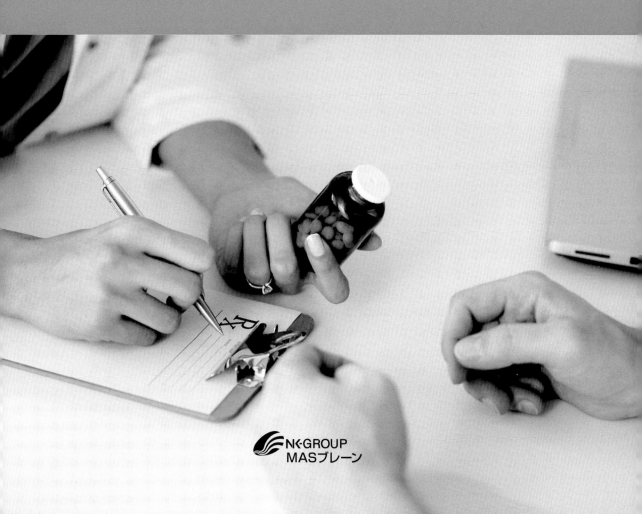

NK·GROUP
MASブレーン

序　文

　サエラ薬局グループの経営理念である「サエラの願い」の1番に、「患者様のための薬局作りを目指し、いつも患者様に真心をこめて安全・安心を提供します。」という一文があります。この「安全・安心」という言葉について、入社した当時の私は、処方箋に記載された通りに、患者様に間違いなく薬を交付することが「安全・安心」であると考えていました。言い換えれば、ヒューマンエラーに対する意識が強く、対物業務における「安全・安心」が重要であると考えていたのです。もちろん、ヒューマンエラーに対するリスク管理は重要ですが、本当の意味での「安全・安心」は、対物業務だけで提供するのではなく、対人業務を通して提供する部分が大きなウエイトを占めていることが現在では理解できます。

　昨今では、対人業務が重要視されており、2年に1回の調剤報酬改定においても、対人業務にあたる薬学管理料が高く評価され、調剤報酬における調剤技術料との割合差も縮まりつつあります。また、2020年9月に改正された「医薬品、医療機器等の品質、有効性及び安全性の確保等に関する法律（薬機法）」で、服薬期間中のフォローアップが義務化されました。薬局薬剤師は、対人業務を通して、薬局の機能の向上を進め、いかに「薬の適正使用に貢献することができるのか」が問われる時代になったわけです。

　サエラ薬局グループでは、2019年から研究会活動が始まり、検査値研究会、漢方研究会、未病予防研究会、症候学研究会など、様々な研究会が発足しました。そして、2020年8月に私が代表を拝命して、薬の適正使用に貢献する薬局作りを目指すことを目的に「社外報告研究会」を立ち上げました。

　「薬の適正使用に貢献する」ためのヒントになったのが、各店舗で実施している、薬局ヒヤリ・ハット事例収集・分析事業へのプレアボイド報告、PMDA（医薬品医療機器総合機構）への副作用報告、病院・クリニックへの服薬情報等提供書です。これらの報告事例の詳細を紐解き、どのような着眼点で問題に気付いたのか、また、どのような行動、結果になったのかを検討することは、薬の適正使用につながる活動であると考えました。これらの報告を「社外報告」と総称し、研究会の活動を行っています。

　2020年11月に、活動の一環として、サエラ薬局グループにて、第1回目となるプレアボイド・アワードを開催しました。全店舗から、過去に対応したプレアボイド事例を収集し、全薬剤師による投票によって選ばれた好事例を表彰しました。目的は、好事例を薬剤師個々の暗黙知に留めるのではなく、形式知化して全店舗・全薬剤師が共有し、存分に活かしてサエラ薬局の患者様や地域の皆様のお役に立てることです。

本書は、プレアボイド・アワードで収集したプレアボイド事例をもとに編纂しました。患者様の病歴や背景、処方薬は、個々に違うため、薬局の現場において、全く同じ事例に出会うことはありません。ただ、似たようなケースに遭遇した際に、事例を活用して対応できるように、エピソードに加えて、解説、知識の深掘りを記載しています。

　薬剤師が日々の業務に役立て、薬の適正使用に貢献し、薬局機能の高次化と地域の皆様の健康生活の一助となれば幸いです。

　最後に、本書出版にあたり多大なるご指導を賜りました大阪医科薬科大学薬学部 社会薬学・薬局管理学研究室の恩田光子教授に厚く御礼を申し上げます。

2021 年 9 月
著者代表
株式会社サエラ
上田利幸

目 次

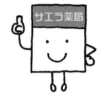

1. エンタカポンとレボドパ製剤の併用

―患者の食事時間を考慮し、用法の適正化につながった事例―

● 基礎情報とエピソード

年齢：77 歳

性別：男性

患者背景：施設に入居中。パーキンソン病治療のため、3年前からレボドパ/DCI（ドパ脱炭酸酵素阻害薬）配合剤であるレボドパ・ベンセラジド塩酸塩錠を服用中である。体が動きにくくなる時間が増え、本人がかなりストレスを感じているため、エンタカポン錠が処方追加となった。

現病歴：パーキンソン病、アルツハイマー型認知症

介入時考慮した項目：食事時間と服薬時間

薬の管理者：施設内看護師

服用できない剤形：なし

有害事象：トリヘキシフェニジル塩酸塩錠で幻覚の副作用歴あり

調剤時における注意点：一包化

処方状況：

介入前			介入後		
薬剤名	用量	用法	薬剤名	用量	用法
エンタカポン錠100mg	3錠	毎食後	エンタカポン錠100mg	3錠	1日3回 9時、13時、19時
レボドパ・ベンセラジド塩酸塩錠	5錠	1日5回 6時、9時、13時、16時、19時	レボドパ・ベンセラジド塩酸塩錠	5錠	1日5回 6時、9時、13時、16時、19時
セレギリン塩酸塩口腔内崩壊錠2.5mg	1錠	朝食後	セレギリン塩酸塩口腔内崩壊錠2.5mg	1錠	朝食後
プラミペキソール塩酸塩水和物徐放錠1.5mg	1錠	朝食後	プラミペキソール塩酸塩水和物徐放錠1.5mg	1錠	朝食後
ゾニサミド錠100mg	0.5錠	朝食後	ゾニサミド錠100mg	0.5錠	朝食後
ガランタミン臭化水素酸塩錠8mg	2錠	朝夕食後	ガランタミン臭化水素酸塩錠8mg	2錠	朝夕食後
酸化マグネシウム錠250mg	2錠	朝夕食後	酸化マグネシウム錠250mg	2錠	朝夕食後
ロチゴチンパッチ9mg	2枚	1日1回	ロチゴチンパッチ9mg	2枚	1日1回

服薬コンプライアンス：服薬介助により服用はできている。

プロブレムリスト：#1　症状の悪化（体が動きにくくなる時間の増加）

　　　　　　　　　　#2　併用薬の服用のタイミング

服薬支援・管理・処方介入の具体的内容

　　処方医によりエンタカポン錠が追加された際に、薬剤師が施設内看護師に患者の体調を確認したところ、「体が動きにくくなる時間が増え、本人がかなりストレスを感じている」とのことであった。パーキンソン病の罹患期間を考慮すると、エンタカポン錠の追加は、レボドパの効果を持続させウェアリング・オフ（wearing-off）現象に対応することを意図したものと理解した。

　　しかし、エンタカポン錠とレボドパ・ベンセラジド塩酸塩錠の服用時点が異なるため、アドヒアランスの維持が懸念された。また、エンタカポン錠 100mg の添付文書によると、「レボドパ/DCI 配合剤と併用」となっており、期待する効果を得るための適切な用法（服用の具体的なタイミング）が不明であった。そこで、エンタカポン錠とレボドパ/DCI 配合剤の併用についてメーカーに問い合わせたところ、レボドパ/DCI 配合剤と「同時服用」が必要であることがわかった。

　　薬剤師は、メーカーからの情報を基に 2 剤が同時服用できる時点への用法変更を処方医に提案した結果、エンタカポン錠の用法が 1 日 3 錠／1 日 3 回（9 時、13 時、19 時）に変更された。

他職種との連携

　　薬剤師が施設内看護師に患者の食事の終了時間を確認したところ、7 時半、12 時半、18 時とのことであった。エンタカポン錠が同時服用できる時点の情報を看護師と共有し、処方の再検討を医師に依頼した。

　　処方変更後は、手足などが素早く動いたり、持続的に長時間、筋肉が緊張したりするジスキネジア症状が発現していないかを観察するよう介護士と看護師に依頼した。

介入結果

　　ウェアリング・オフ現象は軽減し、体が動きにくくなる時間は短くなり、患者のストレスも軽減された。また、手足などが素早く動いたり、持続的に長時間、筋肉が緊張したりするジスキネジア症状の発現もなく、アドヒアランスも良好であることを確認した。

● 解説

　パーキンソン病の中核治療薬としてレボドパ含有製剤が処方されるが、病気の進行に伴い、レボドパの効果時間が短縮し、次の服薬の前にパーキンソン症状があらわれることがある。この現象を「ウェアリング・オフ現象」と呼ぶ。ウェアリング・オフ現象を軽減するために、レボドパの効果を持続させる目的でエンタカポン錠が処方される。

　エンタカポン錠は末梢 COMT(カテコール -O- メチル基転移酵素) 阻害剤であり、レボドパ/DCI 配合剤であるレボドパ・カルビドパまたはレボドパ・ベンセラジド塩酸塩と併用される。レボドパから 3-O- メチルドパ (3-OMD) の代謝経路を阻害することにより、レボドパの生物学的利用率を増大させ、血中レボドパの脳内移行を効率化することができる (図 1-1)[1]。

　エンタカポン錠の添付文書[2] の用法・用量には、「本剤は単独では使用せず、必ずレボドパ・カルビドパまたはレボドパ・ベンセラジド塩酸塩と併用する。通常、成人にはエンタカポンとして 1 回 100mg を経口投与する。なお、症状によりエンタカポンとして 1 回 200mg を投与することができる。ただし、1 日 8 回を超えないこと。」、また薬物動態の項には、「経口投与した場合、食事の影響は認められなかった。」との記載があるが、併用するタイミングを含め、詳細な用法は指示されていない。他剤と併用する必要がある薬剤の場合、その服用のタイミングまで知っておく必要がある。

　エンタカポン錠は今回新規に取り扱う薬剤であったため、添付文書を確認した後、併用の留意点についてメーカーに追加情報を求めたところ、「エンタカポン錠は半減期が短いため (0.85 ± 0.52 h)、十分な効果を得るためには、間隔を空けずにレボドパと同時服用する必要がある。」との回答を得た。また、パーキンソン病診療ガイドライン 2018[3] に、「エンタカポンは半減期がレボドパと同様であるため、レボドパと同時に服用する必要がある」との記載があることも確認した。

　さらに、エンタカポン錠の追加服用時に、エンタカポンがレボドパの生物学的利用率を高め、ドパミン作動性の副作用（ジスキネジア等）があらわれる場合があり、エンタカポン錠の投与開始時には患者の状態を観察し、場合によりエンタカポン錠あるいはレボドパ/DCI 配合剤の用量を調節する必要がある。そこで今回は、エンタカポン錠追加後にジスキネジアの発現などの経過観察を施設内の介護士と看護師に依頼した。

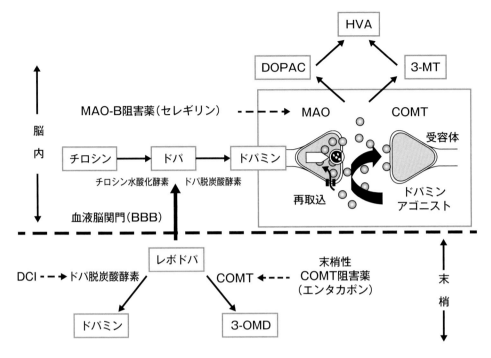

図 1-1 ドパミンの代謝とエンタカポンの作用機序（文献 1）より改変して作成）

DCI：ドパ脱炭酸酵素阻害薬
MAO：モノアミン酸化酵素
COMT：カテコール -*O*- メチル基転移酵素
DOPAC：3,4- ジヒドロキシフェニル酢酸
3-MT：3- メトキシチラミン
HVA：ホモバニリン酸
3-OMD：3-*O*- メチルドパ

● 知識の深掘り

1）パーキンソン病について

① 病態

　パーキンソン病は黒質のドパミン神経細胞が比較的選択的に障害されることで発症し、運動緩慢、振戦、筋強剛を中心とした運動症状が主となる神経変性疾患である[3]。

② 基本的な治療

　現在、パーキンソン病の進行を抑制する神経保護治療はなく、対症療法が中心である。対症療法にはレボドパ、ドパミンアゴニストを中心とする薬物療法がある。レボドパは、脳内に入り、ドパ脱炭酸酵素の作用でドパミンに変わり、減少しているドパミンを補い、抗パーキンソン病効果をあらわす。レボドパ単剤を使用した場合、末梢においてもレボドパからドパミンへの代謝が行われるため、レボドパ /DCI 配合剤が使用される。DCI は、脳内には移行しないた

め、脳内でのレボドパへの代謝は阻害せず、末梢でのレボドパからドパミンへの代謝を抑制し、レボドパの必要量が 75 〜 80％削減される[3]。

③ 病状の進行とレボドパの効果発現の関連

パーキンソン病の進行とともに、ドパミン神経終末が減少しドパミンを保持できなくなる。レボドパ製剤を服用中の場合、半減期が短いためにウェアリング・オフが顕在化する[4]。

④ ウェアリング・オフとは

ウェアリング・オフとは、次の薬剤を服用する前に効果の減弱を自覚することをいう。パーキンソン病と診断されて治療開始後、数年でウェアリング・オフが生じる。ウェアリング・オフの改善として、オフ（薬の効果がない）時間の短縮とオフ時の症状改善が挙げられる。ウェアリング・オフ出現時の治療は、治療アルゴリズムが適用される（図 1-2）[3][4]。

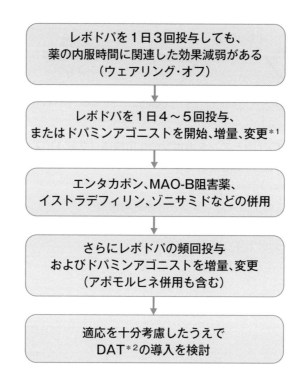

図 1-2 ウェアリング・オフの治療アルゴリズム（文献 3）より改変 して作成）

＊1　ウェアリング・オフ出現時には投与量不足の可能性もあるので、レボドパを 1 日 3 〜 4 回投与にしていない、あるいはドパミンアゴニストを十分加えていない場合は、まずこれを行う。

＊2　DAT；機器を用いた治療。日本では DBS（脳深部刺激療法）およびレボドパ持続経腸療法がこれに該当する。

⑤ ジスキネジア

　ジスキネジアとは、大脳基底核の障害で出現すると考えられる不随意運動である。抗パーキンソン病薬投与時には常にこの副作用が出現することを念頭において、経過をフォローする必要がある。特にエンタカポン服用時は、レボドパの増強作用によりジスキネジアが発現する可能性があるので、患者や介護者には、"おかしな動きをするようになる"、"動かそうとすると、余計な不自然な動きを伴う"、"落ち着きなくいつも動いている"などの症状に注意するよう伝えておくとよい[3) 5)]。

2）添付文書上の用法に記載されている「併用」について

　エンタカポン錠 100mg のインタビューフォーム[6)] では、参考資料としてアメリカの添付文書と EU 共通の添付文書の「用法・用量」が紹介されている。その中で、アメリカの添付文書では「用法」に「常にレボドパ / カルビドパと併用すること。」と日本の添付文書と同様の表現で記載されているが、EU の添付文書では「毎回のレボドパ / カルビドパ又はレボドパ / ベンセラジド投与と同時に経口投与される。」と記載されている。

　日本の添付文書では「同時服用」が必要である場合でも「同時服用」と記載されず、「併用する」と記載されている内服薬が存在する。独立行政法人医薬品医療機器総合機構 (PMDA) の医療用医薬品の添付文書情報検索サイト（https://www.info.pmda.go.jp/psearch/html/menu_tenpu_kensaku.html）によると、2021 年 3 月時点で、添付文書の「用法・用量」に「同時服用」と記載されている内服薬は、ヘリコバクター・ピロリの除菌とホリナート・テガフール・ウラシル療法に用いられる薬剤に限られている。このことからも添付文書の用法に「併用する」と記載されている薬剤は服用するタイミングを確認する必要がある。また添付文書に併用のタイミングが明記されていない薬剤については、インタビューフォームを確認すると追加情報が得られる可能性がある。

参考文献　1）藤本健一、COMT 阻害薬 , 成人病と生活習慣病、38（8）：963-966 (2008)
　　　　　2）コムタン®錠 100mg　添付文書
　　　　　3）日本神経学会、パーキンソン病診療ガイドライン 2018
　　　　　4）日本神経学会、パーキンソン病治療ガイドライン 2011
　　　　　5）厚生労働省、重篤副作用疾患別対応マニュアル「ジスキネジア」（平成 21 年 5 月）
　　　　　6）コムタン®錠 100mg　インタビューフォーム

POINT ①
添付文書の用法に、「○○と併用する」と記載がある場合は、具体的な服用タイミングを確認する。

POINT ②
患者の食事時間を確認し、薬を服用する時刻を把握する。

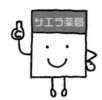

2. レボドパ製剤と酸化マグネシウムの併用

—患者の嚥下機能と配合変化に着目し、薬効の低下を回避した事例—

● 基礎情報とエピソード

年齢：87 歳

性別：男性

患者背景：便秘症のため、酸化マグネシウム錠 500mg を 1 錠　朝食後で服用していた。自宅にてパーキンソン病の治療中であり、日中に体が動きにくい時間帯が増えてきた。

現病歴：パーキンソン病、便秘症、高血圧症、高コレステロール血症、前立腺肥大症

介入時考慮した項目：嚥下困難と配合変化

薬の管理者：家族

服用できない剤形：なし

有害事象：なし

調剤時における注意点：一包化

処方状況：

介入前			介入後		
薬剤名	用量	用法	薬剤名	用量	用法
酸化マグネシウム錠500mg	1錠	朝食後	酸化マグネシウム錠500mg	1錠	就寝前
レボドパ・カルビドパ水和物錠100	2錠	朝昼食後	レボドパ・カルビドパ水和物錠100	2錠	朝昼食後
ロピニロール錠2mg	2錠	朝食後	ロピニロール錠2mg	2錠	朝食後
クロピドグレル錠75mg	1錠	朝食後	クロピドグレル錠75mg	1錠	朝食後
オルメサルタン錠10mg	1錠	夕食後	オルメサルタン錠10mg	1錠	夕食後
アトルバスタチン錠5mg	1錠	朝食後	アトルバスタチン錠5mg	1錠	朝食後
ジスチグミン臭化物錠5mg	1錠	朝食後	ジスチグミン臭化物錠5mg	1錠	朝食後
タダラフィル口腔内崩壊錠5mg	1錠	朝食後	タダラフィル口腔内崩壊錠5mg	1錠	朝食後
ミラベグロン錠50mg	1錠	朝食後	ミラベグロン錠50mg	1錠	朝食後
ファモチジン口腔内崩壊錠20mg	1錠	就寝前	ファモチジン口腔内崩壊錠20mg	1錠	就寝前
メコバラミン錠500μg	3錠	毎食後	メコバラミン錠500μg	3錠	毎食後

服薬コンプライアンス：服薬介助により服用はできているが、嚥下機能は低下している。

プロブレムリスト：#1　症状の悪化（日中、体が動きにくい）

　　　　　　　　　#2　嚥下機能低下による口腔内での配合変化

　　パーキンソン病の症状は軽度であったため、レボドパ製剤は処方されていなかった。最近、日中の体の動きが悪くなってきたため、今回の処方からレボドパ・カルビドパ水和物錠が追加処方された。

　　患者家族に対して服薬指導を行った際に、普段の薬の飲み込み状況を確認したところ、飲み込むまでに時間がかかっていることがわかった。それにより、酸化マグネシウム錠とレボドパ・カルビドパ水和物錠を同時服用した場合、口腔内で2剤が混ざる時間が延長すると考えた。2剤の配合変化が起こることにより、口腔内が黒く着色する可能性、さらにレボドパの含量低下が起こる可能性が危惧された。

　　薬剤師は処方医に疑義照会を行い、口腔内での配合変化の可能性について説明し、レボドパ・カルビドパ水和物錠と酸化マグネシウム錠が同時服用にならいように用法変更を提案した。その結果、酸化マグネシウム錠の用法が、朝食後から就寝前に変更となった。

　　薬剤師が患者家族に薬の飲み込みを確認したところ、嚥下機能の低下が判明した。処方医に疑義照会を行い、患者の嚥下機能の低下と、それによる口腔内での配合変化について説明し、用法変更を提案した。また今後、嚥下機能がさらに低下し、服薬困難になった場合は、剤形変更の検討を行っていくことへの了承を得た。

　　レボドパ・カルビドパ水和物錠を服用開始後、日中の体の動きは改善した。服薬コンプライアンスも良好で、酸化マグネシウム錠とレボドパ・カルビドパ水和物錠を同時服用することはなく、口腔内が黒く着色していないことを確認した。また、酸化マグネシウム錠が就寝前に用法変更となった後も、便通コントロールに影響を与えることはなく、排便も問題ないことを確認した。

● 解説

　　レボドパ・カルビドパ水和物錠のインタビューフォーム[1]の「他剤との配合変化（物理化学的変化）」には「該当しない」と記載された上で、参考として「レボドパ（有効成分）の配合変化：30℃　RH 92％で、スルピリン、ミグレニン、安息香酸ナトリウムカフェイン、ジアスターゼ、パンクレアチン、酸化マグネシウム、アスコルビン酸含有製剤などとの配合は湿潤や着色のため不適であり、アルカリや還元剤によって分解されるので、消化器用剤、ビタミン剤などとの配合には注意する。その他着色などの変化が起こりやすい医薬品が多いので配合には注意を要する。（第十七改正日本薬局方解説書 2016:C-5956, 廣川書店）」と記載されている。しかし、

インタビューフォームにも添付文書にも、併用注意に関する記載はない。

　レボドパ含有製剤は、その消化器系副作用改善のために酸化マグネシウムを併用する場合がある。レボドパ含有製剤はアルカリ性下においてレボドパの酸化分解が促進され、メラニンを生じ黒色を呈することがある[2]。レボドパ含有製剤のメネシット® 配合錠（レボドパ・カルビドパ水和物）やマドパー® 配合錠（レボドパ・ベンセラジド塩酸塩）と重質酸化マグネシウムまたはマグミット® 錠との簡易懸濁を行った時に懸濁液が褐色～黒色に変化することを確認している[3]。さらにメネシット® 配合錠、マドパー® 配合錠とマグミット® 錠との簡易懸濁において、レボドパの含量が低下する[3] [4]。

　また、高齢者の胃においては胃酸分泌が減少するので胃内 pH は上昇し、酸性環境において溶解しやすい薬物の吸収が障害される。高齢者パーキンソン病患者においてレボドパの吸収が低下することが知られている[5]。酸化マグネシウムはアルカリ性を示すため、その服用で胃内 pH をさらに上昇させ、レボドパの吸収を一層低下させることが予測される。

　以前、薬局内で胃ろう患者について症例検討会を行った際に、上述の情報を基に簡易懸濁でレボドパ製剤と酸化マグネシウム製剤を同時投与した場合、レボドパ製剤の含量低下や吸収低下が起こる可能性と経管チューブの着色の可能性を議論したことがあった。今回の事例では、患者が嚥下困難であることも踏まえ、通常の内服方法の場合でも、口腔内で 2 剤が混ざる時間が延長し、配合変化が起こる可能性があるのではないかと考えた。そこで添付文書上に併用注意としての記載はないが、酸化マグネシウム錠の服用時点をレボドパ・カルビドパ水和物錠の服用時点とずらして服用するよう医師に用法変更の提案を行った。

● 知識の深掘り

１）レボドパ製剤とその特徴

　日本で発売されているレボドパ製剤の分類と主な薬剤名およびその特徴[6] を表 2-1 に示す。

表2-1　レボドパ製剤とその特徴（文献6）より改変して作成)

分類	主な薬剤		適応	投与量	有効性	副作用
	一般名	商品名				
レボドパ単剤	レボドパ	ドパストン®カプセル	パーキンソン病パーキンソン症候群	初回 200 ～ 600mg/ 日維持量 2,000 ～ 3,600mg/ 日	すべての運動症状の改善最も効果が高い抗パーキンソン病薬	悪心、嘔吐、ジスキネジア、起立性低血圧、汗の黒色着色
		ドパストン®散				
		ドパゾール®錠				
		ドパストン®静注				
レボドパ/DCI 配合剤	レボドパ/カルビドパ(100：10)	ネオドパストン®配合錠L	パーキンソン病パーキンソン症候群	初回 100 ～ 300mg/ 日維持量 300 ～ 800mg/ 日		
		メネシット®配合錠				
	レボドパ/ベンセラジド(100：25)	イーシー・ドパール®配合錠				
		ネオドパゾール®配合錠				
		マドパー®配合錠				

分類	主な薬剤		適応	投与量	有効性	副作用
	一般名	商品名				
レボドパ/DCI/COMT配合剤	レボドパ/カルビドパ/エンタカポン (100：10：100)	スタレボ®配合錠L	パーキンソン病 (ウェアリング・オフが認められる場合)	1回100〜200mg、1日8回を超えない	ウェアリング・オフの改善	傾眠、幻覚、不眠症、ジスキネジア、ジストニア
空腸投与用レボドパ/カルビドパ配合剤	レボドパ/カルビドパ (20mg/5mg/mL)	デュオドーパ®配合経腸用液	パーキンソン病 (既存の薬物療法で十分な効果が得られないウェアリング・オフ)	朝5〜10mL、その後2〜6mL/hr、1日16時間まで、1日最大100mL	ウェアリング・オフの改善	腹痛、便秘、ジスキネジア、腸瘻部位痛、チューブトラブル

DCI; ドパ脱炭酸酵素阻害薬
COMT; カテコール -O- メチル基転移酵素（阻害薬）

２）レボドパ製剤と他剤との配合変化

　表 2-1 の各薬剤の添付文書およびインタビューフォームにおける他剤との配合変化の記載の有無を確認したところ、2021 年 3 月の調査時点においては表 2-2 の通りであった。内服薬剤において添付文書にアルカリ性薬剤との一包化で着色することへの注意が記載されている薬剤はマドパー®配合錠のみであった。インタビューフォームでは「該当しない」としてアルカリ性薬剤との配合変化が記載されていない薬剤もあった。

表 2-2　レボドパ製剤と他剤との配合変化(各薬剤の添付文書およびインタビューフォームより作成)

分類	薬剤名 (商品名)	添付文書への記載(無；記載なし)	インタビューフォームへの記載内容
レボドパ単剤	ドパストン®カプセル ドパストン®散	無	30℃、RH92％で、スルピリン、ミグレニン、安息香酸ナトリウムカフェイン、ジアスターゼ、パンクレアチン、酸化マグネシウム、アスコルビン酸含有製剤などとの配合は湿潤や着色のため不適であり、アルカリや還元剤によって分解されるので、消化器用剤、ビタミン剤などとの配合には注意する。その他着色などの変化が起こりやすい医薬品が多いので配合には注意を要する。
	ドパゾール®錠	無	該当資料なし ＜参考：レボドパ（有効成分）の配合変化＞ 30℃、RH92％で、スルピリン、ミグレニン、安息香酸ナトリウムカフェイン、ジアスターゼ、パンクレアチン、酸化マグネシウム、アスコルビン酸含有製剤などとの配合は湿潤や着色のため不適であり、アルカリや還元剤によって分解されるので、消化器用剤、ビタミン剤などとの配合には注意する。その他着色などの変化が起こりやすい医薬品が多いので配合には注意を要する。 (第十七改正日本薬局方解説書 2016:C-5952, 廣川書店)
	ドパストン®静注	調整時：本剤はアルカリ溶液中で分解し、着色（褐色〜黒色）するので、アルカリ性注射剤との混合は避けること。	pH9.0 以上で褐変するためアルカリ性注射剤との混合には注意を要する。
レボドパ/DCI配合剤	ネオドパストン®配合錠 L	無	該当しない ＜参考：レボドパ（有効成分）の配合変化＞ 30℃、RH92％で、スルピリン、ミグレニン、安息香酸ナトリウムカフェイン、ジアスターゼ、パンクレアチン、酸化マグネシウム、アスコルビン酸含有製剤などとの配合は湿潤や着色のため不適であり、アルカリや還元剤によって分解されるので、消化器用剤、ビタミン剤などとの配合には注意する。その他着色などの変化が起こりやすい医薬品が多いので配合には注意を要する。 (第十七改正日本薬局方解説書 2016:C-5952, 廣川書店)
	メネシット®配合錠	無	該当資料なし

分類	薬剤名（商品名）	添付文書への記載（無；記載なし）	インタビューフォームへの記載内容
レボドパ/DCI配合剤	イーシー・ドパール®配合錠	無	アルカリ性薬剤との配合により、着色変化を起こすことがあるのでアルカリ性薬剤との配合は避けるべきである。また、吸湿しやすい製剤と配合すると着色変化することがあるので吸湿しやすい製剤との配合は避けるべきである。
	ネオドパゾール®配合錠	無	該当しない <参考：レボドパ（有効成分）の配合変化> 30℃、RH92％で、スルピリン、ミグレニン、安息香酸ナトリウムカフェイン、ジアスターゼ、パンクレアチン、酸化マグネシウム、アスコルビン酸含有製剤などとの配合は湿潤や着色のため不適であり、アルカリや還元剤によって分解されるので、消化器用剤、ビタミン剤などとの配合には注意する。その他着色などの変化が起こりやすい医薬品が多いので配合には注意を要する。 (第十七改正日本薬局方解説書 2016:C-5952,廣川書店)
	マドパー®配合錠	調整時：アルカリ性薬剤との調剤（一包化）により、着色変化を起こすことがあるので注意すること。	[レボドパ] 30℃、92％ RH で、スルピリン、ミグレニン、安息香酸ナトリウムカフェイン、ジアスターゼ、パンクレアチン、酸化マグネシウム、アスコルビン酸含有製剤などとの配合は湿潤や着色のため不適であり、アルカリや還元剤によって分解されるので、消化器用剤、ビタミン剤などとの配合には注意する。 [ベンセラジド塩酸塩] アミノフィリン等のアルカリ性薬剤 【適用上の注意（2）調剤時】 アルカリ性薬剤との調剤（一包化）により、着色変化を起こすことがあるので注意すること。
レボドパ/DCI/COMT配合剤	スタレボ®配合錠L	無	該当しない
空腸投与用レボドパ/カルビドパ配合剤	デュオドーパ®配合経腸用液	無	該当しない

DCI; ドパ脱炭酸酵素阻害薬
COMT; カテコール -O- メチル基転移酵素（阻害薬）

3）レボドパの分解機序

レボドパは塩基性条件下でメラニン誘導体に変化する（図 2-1）[7) 8)]。この誘導体が黒色を帯びる原因と考えられる。また、メラニン誘導体以外の環化生成物が生じることも明らかにされている[9)]。

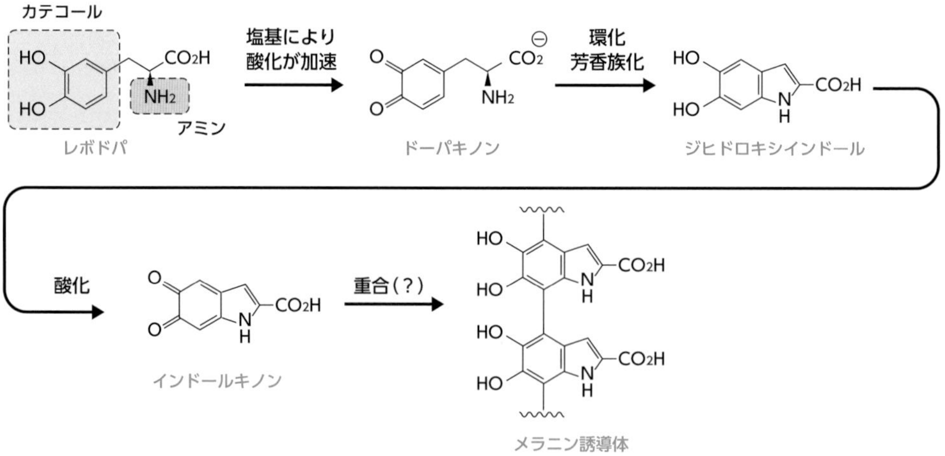

図 2-1 塩基性条件下におけるレボドパの分解・重合機序（文献 8）より作成）

４）レボドパ製剤の服薬指導のポイント[1) 10) 11)]

① 唾液・汗・尿の色が黒くなる可能性があること。

　レボドパおよびその代謝物からメラニン誘導体が生成される。

② 鉄剤と併用する場合は、間隔を空けて服用すること。

　鉄剤との併用によりキレートを形成し、吸収が減少するため、作用が減弱するおそれがある。

③ 高蛋白食により、レボドパの吸収が低下する可能性があること。

　レボドパは、中性アミノ酸トランスポーターで能動的に吸収される。この吸収において、高蛋白食で生じた L- アミノ酸とレボドパが競合し、レボドパの吸収量を低下させる。

④ 服用初期において、悪心・食欲不振・嘔吐など消化器症状が起きやすいこと。

⑤ 病的賭博、病的性欲亢進、強迫性購買、暴食等の衝動制御障害が報告されているので、その兆候に注意すること。

⑥ 前兆のない突発的睡眠、傾眠、調節障害および注意力・集中力・反射機能等の低下が起こることがあるので、自動車の運転等危険を伴う機械の操作には従事しないよう注意すること。

５）パーキンソン病患者の消化器運動障害について[6) 12)]

　パーキンソン病患者にみられる主な消化器運動障害は嘔気と便秘である。パーキンソン病における便秘の頻度は 20 ～ 80％と幅広いが、健常人の 10 ～ 20％と比較すると明らかに頻度が高い。消化器運動障害はレボドパなどの薬剤吸収の阻害因子となるため、便秘を改善させることはパーキンソン病の運動症状改善にもつながる。また、嘔気はレボドパやドパミン作動薬に伴う副作用であることが多い。

　便秘にはまず食物繊維と水分の摂取を行う。身体を動かし、座りがちな生活を避けるように指導する。薬物療法としては、酸化マグネシウム、センナ・センノシド、モサプリド、ルビプロストなどの投与を行う。

参考文献　1）ネオドパストン®配合錠　インタビューフォーム
　　　　　2）Sassetti RJ, et al, Alpha-methyl-dopa melanin: Synthesis and stabilization *in vitro*, Biochem Pharmacol, 20(1)：57-66 (1971)
　　　　　3）賀勢泰子、簡易懸濁法の留意点－配合変化を中心に、月刊薬事、48(5)：723-730 (2006)
　　　　　4）石田志朗、他、経管投与時における内服薬の配合変化、月刊薬事、48(6)：905-909 (2006)
　　　　　5）上田雅之、他、高齢パーキンソン病患者における胃酸分泌能と L-DOPA 吸収、神経治療、14(2)：155-160 (1997)
　　　　　6）日本神経学会、パーキンソン病診療ガイドライン 2018
　　　　　7）Jimbow K, et al, Characterization of melanogenesis and morphogenesis of melanosomes by physicochemical properties of melanin and melanosomes in malignant melanoma, Cancer Res, 44：1128-1134 (1984)

8) 清水 忠、他、現場の困った！にエキスパートが答える　Q&A簡易懸濁法（第5回）、調剤と情報、26(4)：760-765 (2020)

9) Omotani H, et al, Analysis of L-DOPA-derived melanin and a novel degradation product formed under alkaline conditions, J Pharm Biomed Anal, 125：22-26 (2016)

10) 堀美智子、薬を極めて服薬指導（第4回）　L-ドパ・カルビドパ水和物、調剤と情報、17(7)：957-963 (2011)

11) イーシー・ドパール®配合錠　インタビューフォーム

12) 日本神経学会 , パーキンソン病治療ガイドライン 2011

POINT ①

添付文書には記載がないが、配合変化に注意が必要な薬がある。

POINT ②

簡易懸濁による配合変化の知識と、患者背景の把握から、
口腔内・胃内での配合変化の影響を推測する。

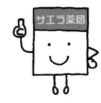

用 量

3. ワルファリンカリウム服用中患者の PT-INR の定期的なモニタリング
―検査値から処方の妥当性に疑問を持ち、用量の適正化につながった事例―

● 基礎情報とエピソード

年齢：84 歳

性別：男性

患者背景：ケアハウスに入居中。冠動脈ステントを留置している。非弁膜症性心房細動の発症歴があり、血栓塞栓症の予防のためワルファリンカリウム錠を継続服用中である。受診時には毎回プロトロンビン時間 国際標準比（PT-INR）の測定を行っている。薬剤師が 1 ヶ月に 1 回、訪問薬剤管理指導を行っており、毎回、血液検査の結果を確認している。

現病歴：高血圧症　高コレステロール血症　2 型糖尿病

介入時考慮した項目：PT-INR 値とワルファリンカリウム錠の用量

薬の管理者：本人

服用できない剤形：なし

有害事象：なし

調剤時における注意点：一包化　薬剤師がお薬カレンダーにセットして交付

処方状況：

介入前			介入後		
薬剤名	用量	用法	薬剤名	用量	用法
ワルファリンカリウム錠 1mg	2錠	朝食後	ワルファリンカリウム錠 1mg	2.5錠	朝食後
アスピリン腸溶錠100mg	1錠	朝食後	アスピリン腸溶錠100mg	1錠	朝食後
アムロジピンベシル酸塩口腔内崩壊錠5mg	1錠	夕食後	アムロジピンベシル酸塩口腔内崩壊錠5mg	1錠	夕食後
シンバスタチン錠5mg	1錠	夕食後	シンバスタチン錠5mg	1錠	夕食後
アログリプチン安息香酸塩錠25mg	1錠	朝食後	アログリプチン安息香酸塩錠25mg	1錠	朝食後

服薬コンプライアンス：良好

プロブレムリスト：#1　PT-INR 値とワルファリンカリウムの用量

服薬支援・管理・処方介入の具体的内容

　　ケアハウス訪問時に薬剤師が検査値を確認したところ、PT-INR が 1.2 であった。

非弁膜症性心房細動では PT-INR を 1.6 〜 2.6 に維持することが推奨されている[1]。前回訪問時までの PT-INR は当該推奨値の範囲内であったが、今回は推奨低値を下回っていることに気付いた。ワルファリンカリウム錠は前回までの処方と同量であったことに疑問を持った薬剤師はその場で薬剤を交付せず、薬局に戻り処方医に問い合わせワルファリンカリウム錠の用量について確認を行った。その結果、処方医はワルファリンカリウム錠を増量したつもりだったが、処方に反映されていないことが分かった。処方は、ワルファリンカリウム錠 2mg/ 日から 2.5mg/ 日に変更された。

他職種との連携

今回の PT-INR 値に照らし、ワルファリンカリウム錠の用量の妥当性について処方医に確認した。ケアハウスのスタッフに増量後のあざなどの出血傾向がないかの確認を依頼した。

介入結果

ワルファリンカリウム錠の増量後、1 ヶ月後の検査結果では、PT-INR は 1.4 に上昇、2 ヶ月後には 1.6 に上昇した。その後は 1.6 〜 1.7 でコントロールされており、出血傾向もなく継続服用している。

● 解説

ワルファリンカリウムは、血栓塞栓症（静脈血栓症、心筋梗塞症、肺塞栓症、脳塞栓症、緩徐に進行する脳血栓症等）の治療および予防に使用される。その際には、血液凝固能検査（プロトロンビン時間（PT）およびトロンボテスト（TT））等に基づき投与量を決定し、治療域を逸脱しないように、血液凝固能管理を十分に行う。PT および TT の検査値は、活性（%）以外の表示方法として、一般的に INR（International Normalized Ratio：国際標準比）が用いられている。INR を用いる場合、国内外の学会のガイドライン等、最新の情報を参考にし、年齢、疾患および併用薬等を勘案して治療域を決定すること、とされている[2]。

心房細動における抗血栓療法(図 3-1)では、非弁膜症性心房細動における INR 管理目標は 1.6 〜 2.6 とすることが標準と定められている[1]。本事例の患者は、高血圧症と糖尿病の治療中であることから CHADS$_2$ スコアは 3 点であった。そのため、INR を 1.6 〜 2.6 になるようにコントロールする必要がある。

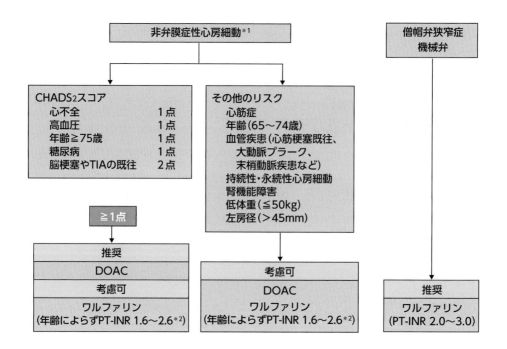

図 3-1　心房細動における抗凝固療法の推奨（文献 1）より改変して作成）

＊1：生体弁は非弁膜症性心房細動に含める

＊2：非弁膜症性心房細動に対するワルファリンの PT-INR1.6 ～ 2.6 の管理目標については、なるべく 2 に近づけるようにする。脳梗塞既往を有する二次予防の患者や高リスク（CHADS₂ スコア 3 点以上）の患者に対するワルファリン療法では、年齢 70 歳未満では PT-INR2.0 ～ 3.0 を考慮

TIA; 一過性脳虚血発作

DOAC; 直接阻害型経口抗凝固薬

PT-INR; プロトロンビン時間 - 国際標準比

　ワルファリンカリウムの投与量は個人差が大きく、同じ患者においても変動することがしばしばあるので、本事例では担当した薬剤師が常に検査値をチェックしていた。さらに、外部勉強会などに参加し、心房細動における PT-INR の治療域を把握していた。担当した薬剤師は患者の直近の検査値をチェックし、PT-INR が 1.6 ～ 2.6 の範囲よりも下回っていることに気付いたが、処方箋には前回までと同量のワルファリンカリウムが記載されていた。処方医の処方意図を確認する必要があると判断し疑義照会した結果、処方変更漏れに気付くことができ、異なる用量での投与を未然に防ぐことができた。

● 知識の深掘り

1）DOAC（直接経口抗凝固薬）とワルファリンの比較

　心房細動の脳梗塞予防を目的とした経口抗凝固薬として、直接トロンビン阻害薬であるダビ

ガトラン、活性化第 X 因子（FXa）阻害薬であるリバーロキサバン、アピキサバン、エドキサバンが国内でも承認され、使用可能となった。ビタミン K 依存性凝固因子（合成）阻害薬であるワルファリンと対比して、これらの新しい抗凝固薬は DOAC（直接経口抗凝固薬）と呼ばれる。

　ワルファリンと比較した DOAC のメリットは、①固定用量での投与が可能であり、用量調整のための定期的な採血が不要である、②頭蓋内出血発生率が低い、③食事の影響がほとんどない、④他の薬剤との相互作用が少ない、⑤効果がすみやかにあらわれる、⑥半減期が短いため術前にヘパリンへの置換が不要ないしは短時間で済む、などがあげられる。一方、デメリットとして、①高度腎機能低下者には投与できない、②半減期が短く服用忘れによる効果低下が速い、③重大な出血の際の対策が十分確立していない、④患者の費用負担増加の可能性、などがあげられる。このうち、重大な出血の際の対策については、近年中和薬が開発され、対策が確立しつつある[1]。

　正常腎機能〜中等度腎機能障害（CCr ≧ 30 mL/ 分）の場合、非弁膜症性心房細動の脳梗塞予防としてワルファリンと DOAC のどちらを選択するかについては、投与の簡便性、効果の安定性、食事や他の薬剤との相互作用の少なさ、頭蓋内出血の少なさなどから、欧米のガイドラインでは新規開始の第 1 選択として DOAC を推奨する意見がみられる[1]。わが国においても、DOAC はワルファリンと同等あるいはそれ以上の有効性や安全性を示すとの報告が多い[1]。

　重度の腎機能障害を認める患者に対しては、DOAC は禁忌となる（ダビガトランでは CCr < 30mL/ 分、リバーロキサバン、アピキサバン、エドキサバンでは CCr < 15mL/ 分）ため（表3-1）、CCr < 15 mL/ 分では選択可能な抗凝固薬はワルファリンのみとなる。ただし、ワルファリンは重度の肝障害時だけでなく、重度の腎障害がある場合にも、薬剤排泄の遅延による出血リスクの増大が懸念される[1]。

表 3-1　非弁膜症性心房細動の腎機能に応じた抗凝固療法（文献 1）より作成）

| | | 正常腎機能〜中等度腎機能障害（CCr ≧ 30mL/ 分） | 重度腎機能障害（CCr < 30mL/ 分） | | 維持透析導入後 |
			(15 ≦ CCr < 30)	(CCr < 15)	
DOAC	ダビガトラン	投与可能	禁忌	禁忌	禁忌
	リバーロキサバン	投与可能	投与可能	禁忌	禁忌
	アピキサバン	投与可能	投与可能	禁忌	禁忌
	エドキサバン	投与可能	投与可能	禁忌	禁忌
ワルファリン		投与可能	投与可能	投与可能	原則禁忌

2）DOAC の選択

　非弁膜症性心房細動に対する DOAC の用量設定基準を表 3-2 に示す。DOAC 間の使い分けについては、代謝経路（腎排泄、肝排泄、腸管排泄）や投与回数（1 日 1 回または、1 日 2 回）などの薬物動態に基づく情報などから、より有利な薬剤が選ばれる。

表 3-2　非弁膜症性心房細動に対する DOAC の用法・用量設定基準（文献 1）より作成）

	ダビガトラン	リバーロキサバン	アピキサバン	エドキサバン
用法・用量	150mg 1 日 2 回	15mg 1 日 1 回	5mg 1 日 2 回	60mg 1 日 1 回
減量用法・用量	110mg 1 日 2 回	10mg 1 日 1 回	2.5mg 1 日 2 回	30mg 1 日 1 回
減量基準	・CCr ＜ 50mL/ 分 ・P 糖蛋白阻害薬 ・年齢≧ 70 歳 ・消化管出血既往 （ダビガトランでは減量考慮基準）	CCr ＜ 50mL/ 分	以下の 2 つ以上に該当 ・血清 Cr ≧ 1.5mg/dL ・年齢≧ 80 歳 ・体重≦ 60kg	以下のいずれかに該当 ・CCr ＜ 50mL/ 分 ・P 糖蛋白阻害薬 ・体重≦ 60kg
腎機能低下による禁忌	CCr ＜ 30mL/ 分	CCr ＜ 15mL/ 分	CCr ＜ 15mL/ 分	CCr ＜ 15mL/ 分

3）投与中の凝固検査

　ガイドライン[1] では、非弁膜症性心房細動患者におけるワルファリン治療域を、一次予防・血栓低リスク患者と二次予防・血栓高リスク患者を分けて取り扱われる。前者に対しては年齢によらず PT-INR 1.6 ～ 2.6、後者に対しては年齢≧ 70 歳で PT-INR 1.6 ～ 2.6、＜ 70 歳で PT-INR 2.0 ～ 3.0 の治療域が設定されている（図 3-1）。

　一方、DOAC はモニタリング不要の経口抗凝固薬として登場した。しかし、高齢者や腎機能障害を有する患者など高リスクの患者、あるいは塞栓症や出血イベントを起こした患者などでは、DOAC 投与中に凝固検査を確認することが望ましい[1]。

参考文献　1）日本循環器学会 / 日本不整脈心電学会、不整脈薬物治療ガイドライン（2020 年改訂版）
　　　　　2）ワーファリン®錠　添付文書

POINT ①

毎回、検査値を見せてもらうことができる患者との信頼関係を構築する。

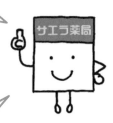

POINT ②

PT-INR の治療域を知っていることで、ワルファリンカリウムの用量の妥当性がわかる。

サエラ薬局

4. 腎機能低下の患者に対するリバーロキサバンの用量
—検査値が記載された処方箋から患者の腎機能を推定し、用量の適正化につながった事例—

● 基礎情報とエピソード

年齢：73歳

性別：女性

患者背景：高血圧症の治療中であり、日頃から当該薬局を利用していた。非弁膜症性心房細動のため、新規でリバーロキサバン錠15mgが追加処方された。

現病歴：高血圧症　非弁膜症性心房細動

介入時考慮した項目：推定クレアチニンクリアランス (Ccr) とリバーロキサバンの用量

薬の管理者：本人

服用できない剤形：なし

有害事象：なし

調剤時における注意点：一包化

処方状況：

介入前			介入後		
薬剤名	用量	用法	薬剤名	用量	用法
リバーロキサバン錠15mg	1錠	朝食後	リバーロキサバン錠10mg	1錠	朝食後
アゾセミド錠30mg	1錠	朝食後	アゾセミド錠30mg	1錠	朝食後
ビソプロロールフマル酸塩錠2.5mg	0.5錠	朝食後	ビソプロロールフマル酸塩錠2.5mg	0.5錠	朝食後
オルメサルタンメドキソミル口腔内崩壊錠20mg	2錠	朝食後	オルメサルタンメドキソミル口腔内崩壊錠20mg	2錠	朝食後
ジルチアゼム塩酸塩徐放カプセル100mg	2cap	朝食後	ジルチアゼム塩酸塩徐放カプセル100mg	2cap	朝食後

服薬コンプライアンス：良好

プロブレムリスト：#1　血清クレアチン値から腎機能を評価

　　　　　　　　　#2　リバーロキサバン錠追加後の出血傾向

服薬支援・管理・処方介入の具体的内容

　　　処方元の医療機関では、2ヶ月前から検査値を記載した処方箋を発行していた。薬局では薬剤師が検査値をもとに腎機能を評価し、用量のチェックを行えるように準備しており、腎機能が低下している患者に注意すべき薬剤をピックアップしていた。

　　　今回の処方箋に記載されている、血清クレアチニン値・性別・年齢・体重から当該

患者の腎機能を評価したところ、推定 Ccr は 28.5mL/min と算出された。

　リバーロキサバン錠は腎機能低下患者には注意すべき薬剤であり、添付文書[1]には、「クレアチニンクリアランス 15 ～ 29mL/min の患者には、本剤投与の適否を慎重に検討した上で、投与する場合は、10mg を 1 日 1 回投与する。」となっているため、医師に問い合わせを行った。その結果、リバーロキサバン錠 10mg 1 錠 朝食後に処方変更となった。

他職種との連携

　処方医に処方箋に記載の検査値から、患者の推定 Ccr は 28.5mL/min であることを伝え、リバーロキサバン錠の用量について検討するよう依頼した。その結果、減量となり、出血傾向に注意して服用することになった。

介入結果

　リバーロキサバン錠 10mg に処方変更となり、患者には出血傾向の具体的症状を説明し、症状があれば薬局に連絡するように伝えた。1 ヶ月後に定期受診があり、来局した際に出血傾向を確認したところ、出血が疑われる症状はなかった。その後も出血傾向はなくリバーロキサバン錠 10mg で継続服用している。

● 解説

　リバーロキサバン錠は腎排泄型の薬剤のため、投与時は腎機能を確認する必要がある。腎機能を推算するには、Cockcroft-Gault 式* を用いる。今回の場合は、性別＝女性、血清クレアチニン値（Cr）＝ 1.36mg/dL、体重＝ 49kg、年齢＝ 73 歳であり、Ccr ＝ 28.5mL/min と推定できる。

　リバーロキサバン錠の添付文書[1]では、非弁膜症性心房細動患者における虚血性脳卒中および全身性塞栓症の発症抑制の用量について、通常の成人には 1 日 1 回 15mg、Ccr 30 ～ 49mL/min の患者には 1 日 1 回 10mg、Ccr 15 ～ 29mL/min の患者には投与の適否を慎重に検討したうえで 1 日 1 回 10mg、腎不全（Ccr 15mL/min 未満）の患者には禁忌とされている。

　検査値の記載がある処方箋を応需する機会が増えたため、今回担当した薬剤師は検査値より算出した腎機能などを考慮して投与量の確認を行っていた。また薬局内勉強会を実施し、腎機能に特に注意すべき薬剤のピックアップを行っていた。そのため、処方鑑査時に Cockcroft-Gault 式* を用いて腎機能を評価した結果、投与量の減量が必要と考え疑義照会を行い、10mg 1 錠朝食後服用に減量となった。

＊；Cockcroft-Gault式

$$男性：Ccr = \frac{(140-年齢)\times体重(kg)}{72\times血清クレアチニン値(mg/dL)}$$

$$女性：Ccr = \frac{(140-年齢)\times体重(kg)}{72\times血清クレアチニン値(mg/dL)} \times 0.85$$

● 知識の深掘り

1）腎機能の評価

腎機能は糸球体濾過量（GFR）で評価され、最も正確な評価法は糸球体濾過のみにより排泄されるイヌリンなどのマーカー物質の腎クリアランス測定である。イヌリンは糸球体で濾過され、尿細管で代謝を受けず、再吸収も分泌もない。イヌリンによるGFR実測には持続静注と蓄尿が必要であり、一般臨床での実施はやや煩雑である[2]。

① クレアチニンクリアランス（Ccr）

クレアチニン（Cr）は糸球体濾過のみでなく尿細管より一部分泌されるので、CcrはGFRより高値になる。また、Crは筋肉由来の代謝産物であり、筋肉に含まれるCrから一定量が非酵素的に産生される。Cr産生量は一個人においては安定しているため、腎機能の指標として有用である。一個人において血清Cr値が増加した場合、血清Cr値が基準域の範囲内であっても腎機能の低下が強く疑われる。Cr産生量は筋肉量に依存するので、同じ腎機能であっても血清Crには個人差が存在し、性別、年齢、人種、栄養状態などの影響を受ける。特に女性、高齢者など筋肉量の少ない症例においては、血清Crは低めの値となる。他に血清Crには摂取蛋白量の影響も存在するため、CcrはGFRより30％程度高値である[2]。

クレアチニンの測定は現在、酵素法であるが、従来はJaffe法が用いられてきた。Jaffe法による血清Crは酵素法より0.2〜0.3 mg/dL高くなるが、尿Crには誤差は生じない。このため、Jaffe法CrによるCcrは測定誤差のためGFRに近似し、GFRの代わりとして使われてきた経緯がある。薬剤の添付文書などのCcr別投薬量は、一般的にはGFRを想定しておりGFR別投薬量とみなしてよい[2]。

Ccrは、実測の血清Crを用いてCockcroft-Gault式などのCcr推算式で推算できる。推算CcrはGFRより高めになる。Cockcroft-GaultのCcr推算式はシンプルで使いやすいが、GFR推算式より正確度は低い。腎機能評価はGFRが基準でありCcr推算式の使用には限界がある[2]。

② GFRの推算

GFRの単位は症例個人の値（mL/min）と、体表面積補正値（mL/min/1.73 m²）の2種

類がある。症例個人の値は薬剤の投与量設定に用い、補正値は腎機能が正常かどうかの鑑別・慢性腎臓病の腎機能評価に用いる。GFR の推算には、一般臨床では血清 Cr が、近年は血清シスタチン C（Cys-C）も用いられる。Cys-C は分子量 13 kD の低分子タンパクであり、糸球体で濾過され、近位尿細管で再吸収・分解される。Cys-C は筋肉量の影響が少ないとされる。血清 Cr または血清 Cys-C に基づいて、年齢、性別の情報を含んだ GFR 推算式の使用が有用である。推算された GFR は eGFR と呼ぶ[2]。血清 Cr を用いて推算された GFR は eGFRcreat、血清 Cys-C を用いて推算された GFR は eGFRcys と区別される。慢性腎臓病（CKD）の診断には eGFRcreat を用いる[3]。

日本人の GFR 推算式（eGFRcreat）（18 歳以上の成人を対象）

男性：$\text{eGFRcreat}(\text{mL/min/1.73 m}^2) = 194 \times 血清\,\text{Cr(mg/dL)}^{-1.094} \times 年齢(歳)^{-0.287}$

女性：$\text{eGFRcreat}(\text{mL/min/1.73 m}^2) = 194 \times 血清\,\text{Cr(mg/dL)}^{-1.094} \times 年齢(歳)^{-0.287} \times 0.739$

eGFRcreat は成人を対象としており小児には使用できない。これは血清 Cr が筋肉量に依存しており、小児から成人になる過程で急速に値が変化するためである。また、筋肉量が極端に少ない場合には eGFRcys がより適切である[3]。

GFR 推算式（eGFRcys）

男性：$\text{eGFRcys}(\text{mL/min/1.73 m}^2) = (104 \times 血清\,\text{Cys-C(mg/L)}^{-1.019} \times 0.996^{年齢(歳)}) - 8$

女性：$\text{eGFRcys}(\text{mL/min/1.73 m}^2) = (104 \times 血清\,\text{Cys-C(mg/L)}^{-1.019} \times 0.996^{年齢(歳)} \times 0.929) - 8$

③ GFR による腎機能区分

腎機能区分は GFR によって表 4-1 の通り定められている[3]。

表 4-1　GFR（糸球体濾過量）による腎機能区分（文献 3）より作成）

区分	定義	GFR(mL/min/1.73m^2)
G1	正常または高値	≧ 90
G2	正常または軽度低下	60 〜 89
G3a	軽度〜中等度低下	45 〜 59
G3b	中等度〜高度低下	30 〜 44
G4	高度低下	15 〜 29
G5	末期腎不全（ESKD）	< 15

2）慢性腎臓病（CKD）について

① CKD の診断

CKD の定義は以下の通りであり、(1)、(2) のいずれか、または両方が 3 ヶ月以上持続することで診断する[3]。

(1) 尿異常、画像診断、血液、病理で腎障害の存在が明らか、特に 0.15 g/gCr 以上の蛋白尿（30 mg/gCr 以上のアルブミン尿）の存在が重要。

(2) $GFR < 60$ mL/min/1.73 m^2

なお GFR は日常診療では血清 Cr 値、性別、年齢から日本人の GFR 推算式を用いて算出する（eGFRcreat）。

注：酵素法で測定された Cr 値（小数点以下 2 桁表記）を用いる。18 歳以上に適用する。

② CKD における薬物治療の注意

腎機能が低下しているときには、腎排泄型の薬物は、その血中濃度が上昇し、薬効の増強や副作用の頻度が増大する。また、腎機能が低下した CKD 患者では、原則として腎排泄型の薬物を避け、非腎排泄型の代替薬や腎排泄の寄与の少ない薬物を選択することが望ましい。

腎機能が低下した患者に腎排泄型薬物を使用する際には、腎機能を体表面積（BSA）補正しない eGFR（mL/min）で評価して薬物の減量や投与間隔の延長を行う。すなわち、GFR 推算式では体表面積が 1.73 m^2 の標準的な体型（170 cm、63 kg）に補正した場合の GFR（mL/min/1.73 m^2）が算出されている。薬物投薬量の設定では患者個々の GFR（mL/min）を用いる。体格の小さな症例で eGFR（mL/min/1.73 m^2）をそのまま用いると過剰投与の危険がある。標準的な体型(1.73 m^2)と大きく異なる場合は BSA 補正をしない値に変換する[4]。

BSA を補正しない eGFR(mL/min) ＝ eGFR(mL/min/1.73 m^2) × BSA/1.73

BSA 計算式（DuBois 式）
$$BSA(m^2) = (体重(kg))^{0.425} \times (身長(cm))^{0.725} \times 0.007184$$

参考文献　1）イグザレルト®錠　添付文書
　　　　　2）堀尾勝、特集 慢性腎臓病：最近の進歩 Ⅳ、腎機能の評価法、日本内科学会雑誌、101(5)：1259-1265 (2012)
　　　　　3）日本腎臓学会、エビデンスに基づく CKD 診療ガイドライン 2018
　　　　　4）日本腎臓学会、CKD 診療ガイド 2012

POINT ①

腎機能が低下している患者に注意すべき薬剤をピックアップする。

POINT ②

検査表に記載されている血清クレアチニン値・性別・年齢・体重から、推定クレアチニンクリアランスを算出する。

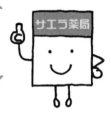

5. インスリン製剤切り替え時の単位数

―薬物動態の違いを考慮し、切り替え時の用量の適正化につながった事例―

● 基礎情報とエピソード

年齢：53 歳

性別：男性

患者背景：2 型糖尿病の治療のため、インスリン グラルギン（遺伝子組換え）300 単位 /mL（U300）キット（ランタス® XR 注ソロスター®）1 日 16 単位を継続使用している。仕事が三交代制のため夜勤もあり、毎日決まった時間に注射をすることができていない。そのため、注射の処方がインスリン デグルデク（遺伝子組換え）キット（トレシーバ® 注フレックスタッチ®）に変更された。

現病歴：2 型糖尿病、高血圧症、高コレステロール血症

介入時考慮した項目：インスリン製剤の切り替え時の単位数

薬の管理者：本人

服用できない剤形：なし

有害事象：アトルバスタチンカルシウム錠で下痢の副作用歴あり

調剤時における注意点：なし

処方状況：

介入前			介入後		
薬剤名	用量	用法	薬剤名	用量	用法
インスリン デグルデク（遺伝子組換え）キット（トレシーバ® 注フレックスタッチ®）	夕16単位	1日1回	インスリン デグルデク（遺伝子組換え）キット（トレシーバ® 注フレックスタッチ®）	開始1週間は夕14単位、その後夕16単位	1日1回
シタグリプチンリン酸塩錠50mg	2錠	朝食後	シタグリプチンリン酸塩錠50mg	2錠	朝食後
エンパグリフロジン錠10mg	1錠	朝食後	エンパグリフロジン錠10mg	1錠	朝食後
エナラプリルマレイン酸塩錠5mg	2錠	朝食後	エナラプリルマレイン酸塩錠5mg	2錠	朝食後
ロスバスタチンカルシウム錠5mg	1錠	朝食後	ロスバスタチンカルシウム錠5mg	1錠	朝食後

服薬コンプライアンス：インスリン製剤は毎日使用できていない。内服薬は毎朝服用している。

プロブレムリスト：#1　不規則な生活リズムによるコンプライアンス不良

　　　　　　　　　#2　インスリン製剤の変更時における単位数

　患者は２型糖尿病の治療のため、インスリン グラルギン（遺伝子組換え）U300 キット（ランタス®XR 注ソロスター®）を１日１回、寝る前 16 単位の用法で継続使用していた。仕事が三交代制で夜勤もあり、就寝時間が日によって異なること、仕事中に注射ができないことから、毎日使用できていなかった。今回、注射の処方がインスリン デグルデク（遺伝子組換え）キット（トレシーバ®注フレックスタッチ®）に変更された。

　担当した薬剤師は、インスリン デグルデク（遺伝子組換え）キットの添付文書[1]の「用法及び用量に関連する注意」に記載されている内容から、「原則として毎日一定の時間に注射することになっているが、通常の注射時刻から変更する必要がある場合は、血糖値の変動に注意しながら、通常の注射時刻の前後 8 時間以内に注射時刻を変更することが可能である」ことがその変更理由であると理解した。

　しかし、他の基礎インスリン製剤へ切り替える際は、それまでの投与量より低用量での切り替えを考慮する必要がある。今回、単位数は 16 単位のままで変更はなかったため、処方医に単位数について確認を行った。その結果、「切り替え時の１週間は 14 単位で様子を見て、その後問題がなければ 16 単位にする」という指示が出た。患者には、単位数を説明し、生活リズムに合わせた注射のタイミングについて指導を行った。

　処方医に、インスリン グラルギン U300 から他の基礎インスリン製剤への切り替える際は、低用量での切り替えを考慮する必要があることを伝え、単位数の確認を行った。

　処方変更後、コンプライアンスは向上し、毎日注射できるようになった。一定の時刻に注射はできていないが、注射時刻のずれを 8 時間以内とすることを守りながら、低血糖が起きることはなく、単位数は 16 単位で継続している。

● 解説

　今回の事例にあるインスリン グラルギン（遺伝子組換え）キットおよびインスリン デグルデク（遺伝子組換え）キットは、ともに持効型溶解インスリンアナログ注射液である。
　インスリン グラルギン U300 キットの添付文書[2]では、用法・用量に「注射時刻は毎日一定とする。」と記載されている。さらに重要な基本的注意に「本剤から他の基礎インスリン製剤への切り替え時には、本剤の１日投与量よりも低用量での切り替えを考慮するとともに、切

り替え時及びその後しばらくの間は血糖モニタリングを慎重に行うこと。」「本剤とインスリン グラルギン 100 単位 /mL（U100）製剤では薬物動態が異なる。本剤から他の基礎インスリン 製剤への切り替え時に低血糖の発現が増加した。」と記載されている。インスリン グラルギン U300 製剤は、インスリン グラルギンの濃度を高くして注射液量を少なくすることで、皮下に 形成される無晶性沈殿物の単位量当たりの表面積が小さくなり、投与部位からのインスリン グ ラルギンの吸収がより緩やかになるため、インスリン グラルギン U100 製剤よりも平坦で持 続的な薬物動態および薬力学プロファイルとなって、24 時間にわたり安定した血糖降下作用 を示すと考えられる[3]。以上のことから、インスリン グラルギン U300 製剤と U100 製剤と は生物学的に同等とは言えないため、切り替えの際の用量の設定には注意が必要となる。

　一方、インスリン デグルデク キットの添付文書[1]では、「用法・用量」に「注射時刻は原則 として毎日一定とするが、必要な場合は注射時刻を変更できる。」と記載されている。また「用 法及び用量に関連する注意」に「成人では、注射時刻は原則として毎日一定とするが、通常の 注射時刻から変更する必要がある場合は、血糖値の変動に注意しながら通常の注射時刻の前後 8 時間以内に注射時刻を変更し、その後は通常の注射時刻に戻すよう指導すること。注射時刻 の変更に際して投与間隔が短くなる場合は低血糖の発現に注意するよう指導すること。」「投与 を忘れた場合には、本剤の作用持続時間等の特徴から、気付いた時点で直ちに投与できるが、 その次の投与は 8 時間以上あけてから行い、その後は通常の注射時刻に投与するよう指導する こと。」と記載されており、8 時間以上のずれがないように毎日の注射時刻を設定していく必要 がある。

　さらに「中間型又は持効型インスリン製剤から本剤に変更する場合は、以下を参考に本剤の 投与を開始し、その後の患者の状態に応じて用量を増減するなど、本剤の作用特性を考慮の 上、慎重に行うこと。『成人では、Basal（基礎）インスリン製剤を用いた治療、Basal（基礎）- Bolus（追加）療法による治療及び混合製剤による治療から本剤に切り替える場合、目安とし て、前治療で使用していた Basal（基礎）インスリンと同じ単位数から投与を開始する。その後、 それぞれの患者の血糖コントロールに基づき調整すること。但し、Basal-Bolus 療法による治 療において、1 日 2 回投与の Basal インスリン製剤から本剤に切り替える場合、減量が必要な 場合もある』」と記載されており、インスリン グラルギン U100 製剤からインスリン デグルデ クの切り替え時は同じ単位数で開始すると考えられる。

　しかし、今回は濃縮タイプのインスリン グラルギン U300 製剤からの切り替えであり、上 述のように U100 製剤とは生物学的に同等ではないため、開始時の単位数が異なる可能性があ る。インスリン デグルデクのメーカーによる資料[4]には「高濃度の持効型溶解インスリン製剤 （＝インスリン グラルギン U300）からの切り替えは前治療から 20％の減量」と記載がある。

　今回の事例では、担当した薬剤師はインスリン グラルギン U300 製剤、インスリン デグル デク製剤ともに特徴のある薬剤であり、注意すべきポイントが多く、添付文書を読み込んでお り、上述したような「重要な基本的注意」と「用法及び用量に関連する注意」の内容について

も把握していた。今回の患者の仕事は三交代制で夜勤もあり、就寝時間が日によって異なること、仕事中に注射ができないことから、毎日決まった時刻にインスリン グラルギンU300 を使用することが難しくなり、毎日使用できていなかった。インスリン デグルデクに切り替えることによって、注射時刻にずれはあるものの、日々の仕事、休憩時間、就寝時間などの生活リズムに合わせて、毎日の注射が可能になった。

　またインスリン グラルギンU300 からインスリン デグルデクへの切り替え時の単位数は、薬剤師の確認により、最初の1週間は16 単位から14 単位に減量し、問題がなければ16 単位にするという指示となった。その結果、低血糖を起こすことなく、治療の継続ができている。

● 知識の深掘り

1）インスリン グラルギンキット製剤の使用上の注意点

　インスリン グラルギンキット製剤には、濃度が3 倍異なる製剤、さらには低濃度製剤においてバイオシミラー製剤が発売されている（表5-1）。各デバイスで空打ちの単位数、設定できる単位数の範囲など使用方法に違いがある。各デバイスの特徴と製剤中の薬剤の濃度の違いによる注意点を把握しておくことが重要である。

表5-1　インスリン グラルギンキット製剤の比較表
（各製剤のインタビューフォーム、取扱説明書より作成）

医薬品名		ランタス®注ソロスター®	インスリン グラルギンBS注ミリオペン®「リリー」	インスリン グラルギンBS注キット「FFP」	ランタス®XR注ソロスター®
一般名		インスリン グラルギン（遺伝子組換え）キット	インスリン グラルギン（遺伝子組換え）キット（1）	インスリン グラルギン（遺伝子組換え）キット（2）	インスリン グラルギン（遺伝子組換え）キット
規格単位		300 単位1キット	300 単位1キット	300 単位1キット	450 単位1キット
1キット容量		3 mL	3 mL	3 mL	1.5mL
濃度（単位 /mL）		100	100	100	300
先発品・後発品		先発品	後発品・バイオシミラー	後発品・バイオシミラー	先発品
添加物（1キット中）	m- クレゾール(mg)	8.1	8.1	8.1	4.05
	塩化亜鉛（mg）	適量	0.09（亜鉛含量として）	0.1876	0.135（亜鉛含量として）
	グリセリン（mg）	60	51（濃グリセリン）	60	30
	pH 調節剤	2 成分適量	適量	塩酸、水酸化ナトリウム適量	2 成分適量
性状・剤形		無色澄明の液	無色澄明の液	無色澄明の液	無色澄明の液
pH		3.5 〜 4.5	3.5 〜 4.5	3.5 〜 4.5	3.5 〜 4.5
浸透圧比（生理食塩液に対する比）		約 0.8	約 0.8	0.7 〜 0.9	約 0.8
効能・効果		インスリン療法が適応となる糖尿病			
効果持続時間（時間）		約 24	約 24	約 24	24 以上
空打ちの単位数（単位）		2	2	2	3
設定できる単位数（単位）		1 〜 80	1 〜 60	1 〜 80	1 〜 80
血清中濃度推移		明らかなピークは示さない	明らかなピークは示さない	明らかなピークは示さない	ランタス®注より平坦かつ持続的

2）持効型溶解インスリンアナログ プレフィルド／キット製剤

　持効型溶解インスリン製剤は、皮下注射後緩やかに吸収され、作用発現が遅く（約1～2時間）、ほぼ1日にわたり持続的な作用を示すことが特徴である。使用する目的は、不足している基礎インスリン分泌を補充し、空腹時血糖値の上昇を抑えることである。食後の血糖上昇を抑制する効果は強くないため、食後高血糖が顕著な場合は、経口血糖降下薬やグルカゴン様ペプチド-1（GLP-1）受容体作動薬、超速効型インスリン製剤を併用する必要がある[5]。

表5-2　持効型溶解インスリンアナログ／キット製剤一覧（先発品のみ）
　　　（文献5）より改変して作成）

商品名	成分	単位数／容量	インスリン注入量（単位刻み）	発現時間（時間）	最大作用時間（時間）	持続時間（時間）
レベミル®注フレックスペン®	インスリンデテミル	300/3mL	1～60単位（1単位）	約1	3～14	約24
レベミル®注イノレット®		300/3mL	1～50単位（1単位）	約1	3～14	約24
トレシーバ®注フレックスペン®	インスリンデグルデク	300/3mL	1～80単位（1単位）	――	明らかなピークなし	42超
ランタス®注ソロスター®	インスリングラルギン	300/3mL	1～80単位（1単位）	1～2	明らかなピークなし	約24
ランタス®XR注ソロスター®		450/1.5mL	1～80単位（1単位）	1～2	明らかなピークなし	24超

参考文献　1）トレシーバ®注フレックスタッチ®添付文書
　　　　　2）ランタス®XR注ソロスター®添付文書
　　　　　3）ランタス®XR注ソロスター®インタビューフォーム
　　　　　4）ノボノルディスクファーマ、2型糖尿病患者におけるトレシーバ®の投与方法
　　　　　5）日本糖尿病学会 編・著、糖尿病治療ガイド 2020-2021、文光堂 (2020)

POINT ①

患者の生活スタイルがインスリン製剤の注射時刻に影響を与えていないか確認する。

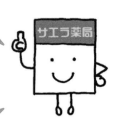

POINT ②

濃縮タイプのインスリングラルギン製剤から切り替えるときは、低血糖の発現リスクに注意し、単位数を検討する。

6. バゼドキシフェン服用中患者の足の痛み
―かかりつけ薬剤師が患者の身体症状から副作用を回避した事例―

● 基礎情報とエピソード

年齢：80歳

性別：女性

患者背景：骨粗鬆症治療のため2ヶ月に1回受診しており、2年間バゼドキシフェン酢酸塩錠20mgを服用中である。2～3日前の夜中から足に激しい痛みを感じるようになり、様子を見ていたが、痛みが強くなってきたため、かかりつけ薬剤師に相談しようと来局した。

現病歴：骨粗鬆症

介入時考慮した項目：バゼドキシフェン酢酸塩錠による副作用の可能性

薬の管理者：本人

服用できない剤形：なし

有害事象：なし

調剤時における注意点：特になし

処方状況：

介入前			介入後		
薬剤名	用量	用法	薬剤名	用量	用法
バゼドキシフェン酢酸塩錠20mg	1錠	朝食後	リセドロン酸ナトリウム錠17.5mg	1錠	起床時 週1回

服薬コンプライアンス：良好

プロブレムリスト：#1　バゼドキシフェン酢酸塩錠による静脈血栓塞栓症の副作用の可能性
　　　　　　　　　#2　足の痛みと浮腫みの経過

服薬支援・管理・処方介入の具体的内容

　　この患者は、かかりつけ薬剤師に日頃から薬や体調の相談をしていた。服用期間中のある日、「2～3日前から、足の痛みが強くなってきたのだが受診した方が良いか。もしかすると、薬による副作用ではないか」との相談があった。次回受診日は3週間後であった。当該薬剤師が患者の足を確認したところ、血管が黒く浮き上がっており、浮腫みと激しい痛みがあるとの訴えもあったことから、バゼドキシフェン酢酸塩錠の副作用である静脈血栓塞栓症の兆候ではないかと考えた。

　　当該薬剤師は、整形外科の主治医に、患者の足の状態とバゼドキシフェン酢酸塩錠

の副作用の可能性について電話で報告し、患者には、次回の整形外科の定期受診日まで様子を見るのではなく、すぐに受診するように指導した。患者は当日中に整形外科を受診し、今回の処方からリセドロン酸ナトリウム錠に変更となった。

他職種との連携

整形外科の主治医に、患者が受診する前に電話にて患者の足の状態の詳細を報告した。足の浮腫みや痛み以外に、呼吸困難、息切れ、胸痛などの症状はないが、静脈血栓塞栓症の兆候であった場合は直ちにバゼドキシフェン酢酸塩錠を中止する必要があることを説明し、医師の所見のもと処方検討を依頼した。

介入結果

リセドロン酸ナトリウム錠に変更後、患者の浮腫みと痛みは徐々に軽減された。リセドロン酸ナトリウム錠の服用方法についても理解しており、服薬コンプライアンスは良好である。バゼドキシフェン酢酸塩錠の副作用であったことがわかり、服用を再開する可能性がないため、残薬は患者と相談のうえ廃棄することになった。

● 解説

バゼドキシフェン酢酸塩錠の添付文書[1] には、重大な副作用として、「静脈血栓塞栓症（頻度不明）：深部静脈血栓症、肺塞栓症、網膜静脈血栓症、表在性血栓性静脈炎があらわれることがあるので、下肢の疼痛・浮腫、突然の呼吸困難、息切れ、胸痛、急性視力障害等の症状が認められた場合には投与を中止すること。」、また重要な基本的注意として、「本剤の投与により、静脈血栓塞栓症があらわれることがあるので、患者に対し、下肢の疼痛・浮腫、突然の呼吸困難、息切れ、胸痛、急性視力障害等の症状が認められた場合には直ちに医師等に相談するよう、あらかじめ説明すること。」と記載されている。

静脈血栓塞栓症に炎症を伴う場合は血栓性静脈炎と呼ばれ、表在性血栓性静脈炎と深部静脈血栓症に分類される。表在性血栓性静脈炎は、通常静脈瘤に合併する。症状として、下肢の浮腫、ほてり、静脈の怒張に加え、疼痛・圧痛を伴い、圧痛に一致した静脈内血栓を索状に触知することがある[2]。

今回の事例では下肢の浮腫みと激しい痛みが確認されたため、表在性血栓性静脈炎の兆候を疑い、電話にて医師に患者の症状を伝えたうえで、患者には受診勧奨を行った。対応した薬剤師は、バゼドキシフェン酢酸塩錠の重大な副作用として静脈血栓閉塞症があることとその症状を知っており、実際に症状を見せてもらった際に副作用を疑うことができた。さらにかかりつけ薬剤師として日頃から患者の薬や体調の相談を受けていたことで信頼関係ができていた。また薬の副作用の初期症状をあらかじめ伝えていたことで、苦痛の訴えを聞き取り、実際に症状を見せてもらうことができた。

主治医に対しては、症状がバゼドキシフェン酢酸塩錠による副作用の疑いがあることを的確に伝えることで、対症療法としての鎮痛薬や抗血栓症薬や利尿薬などを追加処方せずに済み、服用薬剤数が増えることを防ぐことができた。

● 知識の深掘り

1）血栓症（血栓塞栓症、塞栓症、梗塞）

　血栓症とは、血栓で血管が突然閉塞する病気であり、どこの血管が閉塞するかによって、脳梗塞、心筋梗塞、肺塞栓、深部静脈血栓症など病名が変わる。血栓症の症状は、どの部位の血管が閉塞するかによって異なり、ほとんど何の前触れもなく突然発症することが共通した特徴である。血栓症のうち、バゼドキシフェン酢酸塩錠の重大な副作用に関連するものは、深部静脈血栓症、肺塞栓、網膜血栓である[3]。

① 臨床症状

- 深部静脈血栓症[3]

　　急激な片側下肢（まれに上肢）の腫脹・疼痛・しびれ、発赤、熱感

- 肺塞栓[3]

　　胸痛、突然の息切れ、呼吸困難、血痰・喀血、ショック、意識消失

- 網膜血栓[3]

　　突然の視力障害

② 原因となる医薬品

- エストロゲン製剤および選択的エストロゲン受容体調整薬 (SERM)[3]

　　エストロゲン製剤による静脈血栓症頻度は日本では約1万人に1人程度であり、内服開始後、3ヶ月以内が多い。

- サリドマイドおよびレナリドミド[3]

　　多発性骨髄腫（新規診断患者）の治療に血栓予防を行わずサリドマイドを使用した場合の深部静脈血栓症の発症率が、サリドマイド単剤では3%であったが、デキサメサゾンやドキソルビシンと併用することによってリスクは14〜24%と大幅に増すことが知られている。サリドマイドの誘導体であるレナリドミドも静脈血栓リスクがあり、再発した多発性骨髄腫患者を対象にしたデキサメサゾン単剤とレナリドミド併用群での比較試験を行ったところ、静脈血栓症の発症率が単剤群では3.4%であったが、レナリドミド併用群は14.7%であった。

- ベバシズマブ[3]

　　深部静脈血栓症や肺塞栓症などの静脈血栓症は、0.1〜0.2%程度の頻度である。

- ステロイド[3]

グルココルチコイドの全身性投与は血栓リスクを高めることが知られており、特にプレドニゾロンのリスクが高く、プレドニゾロンの新規使用者の静脈血栓症罹患率比は 2.56 であった。

③ 治療方法

医薬品の副作用による血栓症が疑われた場合には、速やかに疑われた医薬品を中止する。また血栓部位関連の専門医の指導の下で抗凝固療法を行う[3]。

④ 選択的エストロゲン受容体調整薬 (SERM) の副作用報告件数

日本で販売されている選択的エストロゲン受容体調整薬 (SERM) は、ラロキシフェン塩酸塩およびバゼドキシフェン酢酸塩の 2 種である。

医薬品、医療機器等の品質、有効性及び安全性の確保等に関する法律（医薬品医療機器等法)第68条の10に基づく副作用報告件数(独立行政法人 医薬品医療機器総合機構 (PMDA)、副作用が疑われる症例報告に関する情報 [https://www.info.pmda.go.jp/fsearchnew/jsp/menu_fukusayou_base.jsp]) のうち、2021 年 4 月の調査時点での SERM（ラロキシフェン塩酸塩およびバゼドキシフェン酢酸塩）による血栓症の副作用報告件数を表 6-1 に示す。SERM の副作用として深部静脈血栓症や肺塞栓症などの静脈血栓症が毎年報告されており、これらの臨床症状を予め患者に伝えておくことが重要である。

表 6-1　選択的エストロゲン受容体調整薬（SERM）による血栓症の副作用報告件数
　　　　（独立行政法人 医薬品医療機器総合機構の副作用が疑われる症例報告に関する情報
　　　　［2021 年 4 月集計］ より作成）

副作用名	年度	副作用件数（件）	
		ラロキシフェン塩酸塩	バゼドキシフェン酢酸塩
深部静脈血栓症	2014	8	6
	2015	6	10
	2016	1	6
	2017	3	9
	2018	3	16
	2019	3	5
肺塞栓症	2014	6	6
	2015	1	7
	2016	4	4
	2017	4	10
	2018	1	4
	2019	2	4
四肢静脈血栓症	2014	2	0
	2015	1	2
	2016	0	4
	2017	0	0
	2018	0	2
	2019	0	3

副作用名	年度	副作用件数（件）	
		ラロキシフェン塩酸塩	バゼドキシフェン酢酸塩
血栓症	2014	0	0
	2015	0	4
	2016	0	1
	2017	0	3
	2018	0	0
	2019	1	6

副作用名は、用語の統一のため、ICH 国際医薬用語集日本語版（MedDRA/J）ver.23.0 に収載されている用語
（Preferred Term：基本語）で表示している。

2）骨粗鬆症の薬物治療[4]

骨粗鬆症の薬物治療の目的は骨折を予防し、QOL の維持、向上を目指すことにある。

① 骨粗鬆症治療薬の有効性（表 6-2）

表 6-2　骨粗鬆症治療薬の有効性の評価一覧（文献 4）より改変して作成）

分類	薬物名	骨密度上昇効果[*]	骨折発生抑制効果[**]		
			椎体骨折	非椎体骨折	大腿骨近位部骨折
カルシウム薬	L-アスパラギン酸カルシウム	B	B	B	C
	リン酸水素カルシウム				
女性ホルモン薬	エストリール	C	C	C	C
	結合型エストロゲン（保険適用外）	A	A	A	A
	エストラジオール	A	B	B	C
活性型ビタミンD₃薬	アルファカルシドール	B	B	B	C
	カルシトリオール	B	B	B	C
	エルデカルシトール	A	A	B	C
ビタミンK₂薬	メナテトレノン	B	B	B	C
ビスホスホネート薬	エチドロン酸	A	B	C	C
	アレンドロン酸	A	A	A	A
	リセドロン酸	A	A	A	A
	ミノドロン酸	A	A	C	C
	イバンドロン酸	A	A	B	C
SERM	ラロキシフェン	A	A	B	C
	バゼドキシフェン	A	A	B	C
カルシトニン薬	エルカトニン	B	B	C	C
	サケカルシトニン	B	B	C	C
副甲状腺ホルモン薬	テリパラチド（遺伝子組換え）	A	A	A	C
	テリパラチド酢酸塩	A	A	C	C
抗RANKL抗体薬	デノスマブ	A	A	A	A
その他	イプリフラボン	C	C	C	C
	ナンドロロン	C	C	C	C

＊；A: 上昇効果がある、B: 上昇するとの報告がある、C: 上昇するとの報告はない

＊＊；A: 抑制する、B: 抑制するとの報告がある、C: 抑制するとの報告はない

② 骨粗鬆症治療薬の使用上の注意点（表 6-3）

表 6-3　骨粗鬆症治療薬の使用上の注意点（文献 4）より改変して作成）

分類	注意点
カルシウム薬	便秘、胸焼け 血管障害助長との報告

分類	注意点
女性ホルモン薬	血栓症に注意 子宮内膜癌、乳癌、冠動脈性心疾患、脳卒中、認知症、卵巣癌、胆嚢疾患の危険性
活性型ビタミンD_3薬	高カルシウム血症
ビタミンK_2薬	ワルファリン投与例は禁忌
ビスホスホネート薬	胃腸障害は連日服用製剤の方が週1回製剤よりも多い 顎骨壊死、非定型大腿骨骨折
SERM	深部静脈血栓や視力障害に注意
カルシトニン薬	悪心、顔面紅潮
副甲状腺ホルモン薬	骨肉腫、悪性腫瘍の骨転移例は禁忌 悪心、嘔吐、頭痛、倦怠感 使用期間に注意
抗RANKL抗体薬	低カルシウム血症、顎骨壊死、非定型大腿骨骨折

③ 骨粗鬆症治療薬の服薬遵守率の低下要因（表6-4）

表6-4　骨粗鬆症治療薬の服薬遵守率の低下要因（文献4）より改変して作成）

薬物名	理由	中止例中の頻度（%）
すべての薬物に共通	治療への無理解	11
	費用負担	5～12
	他の健康上の問題（低ADL、喫煙など）	2～10
	薬物への不信	3～5
	服薬動機の不足	21
	他剤への変更	19
アレンドロン酸	胃腸障害	48～52
	骨格筋に対する作用	5～10
	服薬の不便さ	14
リセドロン酸	胃腸障害	15
	その他の副作用	5
ラロキシフェン	血栓	30
	副作用への不安	6～30
	下肢の不快感	5
	下肢の痙攣	4
	浮腫	3

参考文献　1）ビビアント®錠　添付文書

2）小林隆夫、血栓性静脈炎、周産期医学、41(2)：261-265 (2011)

3）厚生労働省、重篤副作用疾患別対応マニュアル「血栓症（血栓塞栓症、塞栓症、梗塞）」（令和3年4月改定）

4）骨粗鬆症の予防と治療ガイドライン作成委員会（日本骨粗鬆症学会、日本骨代謝学会、骨粗鬆症財団）、骨粗鬆症の予防と治療ガイドライン2015年版

POINT ①

患者の身体症状に変化があったときは、服用中の薬の副作用の可能性を疑う。

POINT ②

かかりつけ薬剤師として、処方箋がなくても相談のために来局してもらえる信頼関係を構築する。

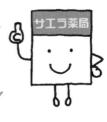

7. ピオグリタゾン含有製剤服用中患者の足の浮腫み
─施設看護師から相談を受け、患者の身体症状から副作用の悪化を回避した
事例─

● 基礎情報とエピソード

年齢：75 歳

性別：女性

患者背景：糖尿病治療のため、アログリプチン安息香酸塩・ピオグリタゾン塩酸塩配合錠を服
用中である。今回初めて施設へ入居することになったが、施設に入居する前から下
肢の浮腫みが改善しない状態が続いている。

現病歴：2 型糖尿病　高血圧症

介入時考慮した項目：薬剤性浮腫の可能性

薬の管理者：施設看護師

服用できない剤形：なし

有害事象：なし

調剤時における注意点：一包化

処方状況：

介入前			介入後		
薬剤名	用量	用法	薬剤名	用量	用法
アログリプチン安息香酸塩25mg・ピオグリタゾン塩酸塩30mg配合錠	1錠	朝食後	アログリプチン安息香酸塩錠25mg	1錠	朝食後
アムロジピンベシル酸塩口腔内崩壊錠5mg	1錠	朝食後	アムロジピンベシル酸塩口腔内崩壊錠5mg	1錠	朝食後
フロセミド錠20mg	1錠	朝食後	フロセミド錠20mg	1錠	朝食後

服薬コンプライアンス：服薬介助により服用はできている。

プロブレムリスト：#1　薬剤性浮腫の可能性

　　　　　　　　　#2　アログリプチン安息香酸塩錠 25mg に変更後の HbA1c の変化

服薬支援・管理・処方介入の具体的内容

　　　施設に新規で入居することになり、薬剤師が入居時に持参した薬を確認するため訪
問した際、施設看護師から「利尿剤を服用しているが浮腫みが改善しない」との相談
を受けた。実際に、患者の足を確認したところ、ボンレスハムのように浮腫んでいた。

現在服用中の薬を確認したところ、アログリプチン安息香酸塩・ピオグリタゾン塩酸塩配合錠を服用していた。薬剤師は、配合成分のピオグリタゾンの副作用による浮腫みの可能性を考えた。また、検査値を確認したところ、HbA1c は 6.7 であった。翌日が往診の予定だったので、医師にピオグリタゾンの副作用による下肢の浮腫みが発現している可能性について説明し、現在の HbA1c の値を考慮したうえで、処方変更の検討を依頼した。その結果、単剤であるアログリプチン安息香酸塩錠 25mg へ処方変更となった。

他職種との連携

施設看護師から、下肢の浮腫みについて相談を受け、副作用の可能性を疑い、主治医に連絡を行った。処方変更後の浮腫みの状態について、施設内看護師に、継続的に確認を行った。

介入結果

アログリプチン安息香酸塩錠 25mg に変更後、5 日後には浮腫みが改善傾向にあり、14 日後の往診時には、浮腫みは改善し、体重も 65kg から 62kg に減少した。処方変更後、HbA1c は上昇したが、6 ％台を維持できている。

● 解説

アログリプチン安息香酸塩・ピオグリタゾン塩酸塩配合錠の添付文書[1]には、重要な基本的注意として、「循環血漿量の増加によると考えられる浮腫が短期間に発現し、また心不全が増悪あるいは発症することがあるので、服用中の浮腫、急激な体重増加、症状の変化に注意し、異常がみられた場合には直ちに本剤の服用を中止し、受診するよう患者を指導すること」と記載されている。また、重大な副作用として、「循環血漿量の増加によると考えられる浮腫があらわれることがあるので、観察を十分に行い、浮腫が認められた場合には減量あるいは中止するなど適切な処置を行うこと。これらの処置によっても症状が改善しない場合には、必要に応じてループ利尿剤（フロセミド等）の投与等を考慮すること。なお、女性においてピオグリタゾンによる浮腫の発現が多くみられている [ピオグリタゾン国内臨床試験：男性 4.2 ％（29/687 例）、女性 12.2 ％（83/681 例）]。」と記載されている。

ピオグリタゾンはチアゾリジン誘導体であり、前述の通りその使用に伴って体重増加や浮腫の発症が報告されている。その原因としては、①核内受容体型転写因子（PPAR γ）の活性化を介して、腎の遠位尿細管、集合管の上皮細胞ナトリウムチャネル（ENaC）の発現が亢進してナトリウム再吸収が増加する機序、②インスリン感受性を高め、ナトリウム再吸収を促進する機序、③近位尿細管にあるナトリウム・プロトン交換輸送体 NHE3 やナトリウム・重炭酸共輸送体 NBCe1 を PPAR γ依存的だが転写促進を介さずに活性化させ、ナトリウム再吸収を促

進する機序などが考えられている[2]。体液量増加による心不全発症のリスクから、ピオグリタゾンおよびピオグリタゾンを含む配合剤は、心不全の患者および心不全の既往歴のある患者では禁忌とされている。

　今回対応した薬局薬剤師は、患者が服用していた配合錠にはピオグリタゾンが含まれていることを認識していた。また、過去にピオグリタゾンによる浮腫の副作用の発現を経験しており、浮腫がある場合、薬剤性浮腫の可能性を疑うようになっていた。

　今回の事例では、ピオグリタゾンに起因する浮腫が発現している可能性が高いと考えた。処方医にピオグリタゾンの処方削除（アログリプチン 25mg の単剤への変更）や他剤への変更を提案し、アログリプチン 25mg の単剤へ変更となった。処方変更後、浮腫が改善したことから、今回患者に発現した浮腫はピオグリタゾンによる副作用、すなわち薬剤性浮腫であったと考えられる。

● 知識の深掘り

1）ピオグリタゾンを含有する薬剤

　調査時点（2021 年 5 月）において、わが国ではピオグリタゾンを含有する配合剤は 3 種類発売されている（表 7-1）。ピオグリタゾンによる浮腫の発現や心不全の発症への注意喚起のために、含有する配合剤を把握しておく必要がある。

表 7-1　ピオグリタゾンを含有する薬剤（各薬剤の添付文書より作成）

	商品名	規格	成分			
			ピオグリタゾン配合量	配合薬剤名	配合量	配合薬剤分類
単剤	アクトス®錠	15	15mg	−	−	−
		30	30mg	−	−	−
配合剤	メタクト®配合錠	LD	15mg	メトホルミン塩酸塩	500mg	ビグアナイド（BG）類
		HD	30mg	メトホルミン塩酸塩	500mg	
	ソニアス®配合錠	LD	15mg	グリメピリド	1mg	スルホニル尿素（SU）類
		HD	30mg	グリメピリド	3mg	
	リオベル®配合錠	LD	15mg	アログリプチン安息香酸塩	25mg	DPP-4 阻害薬
		HD	30mg	アログリプチン安息香酸塩	25mg	

DPP-4; ジペプチジルペプチダーゼ -4

２）薬剤性浮腫

　降圧薬、非ステロイド性抗炎症薬（NSAIDs）、副腎皮質ステロイド、漢方薬など様々な薬剤が薬剤性浮腫の原因となる可能性がある（表 7-2）。薬剤性浮腫の治療の基本は原因となる薬剤の中止であるが、他の薬剤への変更や対症療法が必要な場合もある。薬剤性浮腫のうち血管性浮腫は喉頭浮腫により致死的な危険性もあるため、副作用として報告されている薬剤ではその発現のリスクを常に考えておく必要がある[4]。

表 7-2　薬剤性浮腫を起こす薬剤（文献 4）より改変して作成）

機序	薬剤名
①腎からのナトリウム・水の排泄低下	非ステロイド性抗炎症薬（NSAIDs） β遮断薬、α遮断薬、血管拡張薬 副腎皮質ステロイド 経口避妊薬 糖尿病薬（ピオグリタゾン、インスリン） 抗腫瘍薬（シスプラチン、アドリアマイシンなど） 中枢神経作用薬（炭酸リチウム、カルバマゼピンなど） 甘草・グリチルリチン
②ナトリウム・水の過剰負荷	過剰輸液 ナトリウム含有抗菌薬
③毛細血管静水圧の上昇	カルシウム拮抗薬
④毛細血管透過性亢進	インターロイキン（IL）-2 製剤
⑤血管性浮腫	アンジオテンシン変換酵素（ACE）阻害薬 アンジオテンシンⅡ受容体拮抗薬（ARB） 非ステロイド性抗炎症薬（NSAIDs） ペニシリン 経口避妊薬 線溶系薬剤

３）高齢者糖尿病の血糖コントロール目標

　高齢者糖尿病の高血糖は、糖尿病細小血管症、大血管症、感染症、死亡、認知機能障害、日常生活動作（ADL）低下、サルコペニア、フレイル、転倒・骨折の危険があるため、厳格なコントロールよりも安全性を重視した良好かつ適切な血糖コントロールを行う必要がある。高齢者糖尿病の血糖コントロール目標は、手段的 ADL、基本的 ADL、認知機能、併発疾患・機能障害、重症低血糖のリスク、さらに心理状態、生活の質（QOL）、社会・経済状況、患者や家族の希望などを考慮しながら、患者ごとに個別に設定する（図 7-1）[5]。加齢に伴って重症低血糖のリスクが高くなることにも十分注意する必要がある。

患者の特徴・健康状態 [注1)]		カテゴリーⅠ	カテゴリーⅡ	カテゴリーⅢ
		①認知機能正常 かつ ②ADL自立	①軽度認知障害〜軽度認知症 または ②手段的ADL低下、基本的ADL自立	①中等度以上の認知症 または ②基本的ADL低下 または ②多くの併存疾患や機能障害

重症低血糖が危惧される薬剤（インスリン製剤、SU薬、グリニド薬など）の使用	なし [注2)]	7.0%未満		7.0%未満	8.0%未満
	あり [注3)]	65歳以上75歳未満 7.5%未満（下限6.5%）	75歳以上 8.0%未満（下限7.0%）	8.0%未満（下限7.0%）	8.5%未満（下限7.5%）

図 7-1　高齢者糖尿病の血糖コントロール目標（HbA1c 値）（文献 5）より作成

注 1)　認知機能や基本的 ADL（着衣、移動、入浴、トイレの使用など）、手段的 ADL（買い物、食事の準備、服薬管理、金銭管理など）の評価に関しては、日本老年医学会のホームページ（http://www.jpn-geriat-soc.or.jp/）を参照する。エンドオブライフの状態では、著しい高血糖を防止し、それに伴う脱水や急性合併症を予防する治療を優先する。

注 2)　高齢者糖尿病においても、合併症予防のための目標は 7.0%未満である。ただし、適切な食事療法や運動療法だけで達成可能な場合、または薬物療法の副作用なく達成可能な場合の目標を 6.0%未満、治療の強化が難しい場合の目標を 8.0%未満とする。下限を設けない。カテゴリーⅢに該当する状態で、多剤併用による有害作用が懸念される場合や、重篤な併存疾患を有し、社会的サポートが乏しい場合などには、8.5%未満を目標とすることも許容される。

注 3)　糖尿病罹病期間も考慮し、合併症発症・進展防止が優先される場合には、重症低血糖を予防する対策を講じつつ、個々の高齢者ごとに個別の目標や下限を設定してもよい。65 歳未満からこれらの薬剤を用いて治療中であり、かつ血糖コントロール状態が図の目標や下限を下回る場合には、基本的に現状を維持するが、重症低血糖に十分注意する。グリニド薬は、種類・使用量・血糖値等を勘案し、重症低血糖が危惧されない薬剤に分類される場合もある。

参考文献　1) リオベル® 配合錠　添付文書
　　　　　2) 森保道、糖尿病治療薬と心不全、日本糖尿病学会誌、59(8)：558-562 (2016)
　　　　　3) アクトス® 錠　添付文書
　　　　　4) 佐藤洋志、他、薬剤性浮腫、診断と治療、104(8)：1035-1039 (2016)
　　　　　5) 日本糖尿病学会、糖尿病診療ガイドライン 2019

POINT ①

原因不明の浮腫は薬剤性浮腫を疑う。

POINT ②

配合錠に含まれる有効成分は把握しておく。

POINT ③

施設看護師と患者情報を共有することができる信頼関係を構築
する。

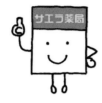

8. スボレキサントの併用禁忌薬および服用方法に対する患者の理解

―他科受診の服薬情報を一元的に把握し、併用禁忌を回避した事例―

● 基礎情報とエピソード

年齢：51歳

性別：女性

患者背景：不眠症、統合失調症の治療のためA病院の精神科に通院中で、スボレキサント錠20mgを継続服用している。A病院の処方箋は当薬局で応需している。

現病歴：統合失調症、不眠症、気管支喘息

介入時考慮した項目：併用禁忌、服用方法に対する患者の理解度

薬の管理者：本人

服用できない剤形：なし

有害事象：なし

調剤時における注意点：一包化、スボレキサント錠20mgはPTP調剤(吸湿・遮光のため)

処方状況：

	介入前			介入後		
	薬剤名	用量	用法	薬剤名	用量	用法
A病院	スボレキサント錠20mg	1錠	就寝前	レンボレキサント錠2.5mg	1錠	就寝前
A病院	フルニトラゼパム錠2mg	1錠	就寝前	フルニトラゼパム錠2mg	1錠	就寝前
A病院	クエチアピンフマル酸塩錠200mg	3錠	朝夕食後就寝前	クエチアピンフマル酸塩錠200mg	3錠	朝夕食後就寝前
A病院	カルバマゼピン錠200mg	3錠	朝夕食後	カルバマゼピン錠200mg	3錠	朝夕食後
A病院	ロラゼパム錠1mg	3錠	毎食後	ロラゼパム錠1mg	3錠	毎食後
Bクリニック	クラリスロマイシン錠200mg	2錠	朝夕食後	クラリスロマイシン錠200mg	2錠	朝夕食後
Bクリニック	アンブロキソール塩酸塩錠15mg	3錠	毎食後	アンブロキソール塩酸塩錠15mg	3錠	毎食後
Bクリニック	モンテルカストナトリウム錠10mg	1錠	就寝前	モンテルカストナトリウム錠10mg	1錠	就寝前
Bクリニック	ビランテロールトリフェニル酢酸塩40μg(ビランテロールとして25μg)フルチカゾンフランカルボン酸エステル100μg	1吸入	1日1回	ビランテロールトリフェニル酢酸塩40μg(ビランテロールとして25μg)フルチカゾンフランカルボン酸エステル100μg	1吸入	1日1回

服薬コンプライアンス：一包化により、服用はできている。

プロブレムリスト：#1　併用禁忌に対する別薬剤の選択

　　　　　　　　　#2　服用方法に対する患者の理解度とコンプライアンス

服薬支援・管理・処方介入の具体的内容

　　患者がA病院精神科の定期処方の処方箋を持って来局した時に、「2週間前から咳が続いていたため、Bクリニックを受診した。診断は気管支喘息であり、その治療薬が処方された。処方医、他の薬局（Bクリニック処方の応需薬局）の薬剤師には、お薬手帳を見せていなかった。」と話した。Bクリニックの受診3日後に、A病院の定期受診があり、当薬局に来局した。来局時は毎回お薬手帳を確認しているため、前回の来局から今回までの間にクラリスロマイシン錠がBクリニックで処方され、服用中であることがわかった。Bクリニックを受診した際にお薬手帳の持参を忘れたため、薬局から手帳シールをもらい、患者自身でお薬手帳に貼っていたとのことだった。スボレキサント錠とクラリスロマイシン錠は併用禁忌であり、スボレキサント錠の作用を著しく増強させるおそれがあった。患者に体調確認したところ、傾眠や頭痛、倦怠感などの症状は出ていなかったが、今後、禁忌薬の併用による有害事象が起きる可能性が推測された。

　　薬剤師は、Bクリニックの医師に、併用禁忌であるスボレキサント錠とクラリスロマイシン錠が処方されていることを伝えた。Bクリニックの医師からは、クラリスロマイシン錠を継続服用したいとの回答があり、A病院精神科の医師にその旨を伝えた。

　　その結果、クラリスロマイシン錠の服用を優先し、服用中（7日間）はスボレキサント錠を中止するよう指示があった。しかし、服薬指導時に服薬方法に対する患者の理解度に不安があったため、担当した薬剤師は正しくスボレキサント錠を中止できないと考えた。再度、A病院の医師に患者の理解度に不安があることを伝え、クラリスロマイシン錠と併用禁忌ではないレンボレキサント錠への変更提案を行った結果、レンボレキサント錠へ変更となった。ただし、レンボレキサント錠についてもクラリスロマイシン錠とは併用注意であるため、レンボレキサント錠の作用が増強した場合の注意点として、日中の傾眠、頭痛、倦怠感の可能性があることを患者に伝え、気になる体調変化があれば連絡するよう指導した。

他職種との連携

　　A病院、Bクリニックの医師にそれぞれ連絡し、各々処方されている薬が併用禁忌となっていることを伝えた。Bクリニックの医師からは、クラリスロマイシン錠を継続服用したいとの回答があり、A病院の医師にその旨を伝えた。その結果、クラリスロマイシン錠の服用期間中はスボレキサント錠を中止することになった。薬剤師は患者の理解度と薬剤中止の遵守に不安があるとの判断から、再度、A病院の医師に連絡

し、レンボレキサント錠に変更となった。Bクリニックの医師には、レンボレキサント錠に処方変更となったことを連絡した。

介入結果

レンボレキサント錠に変更後、クラリスロマイシン錠と併用期間中は、日中の傾眠、頭痛、倦怠感などの副作用の徴候、さらに不眠症の増悪や睡眠状況の変化はなく、今までの睡眠が維持できた。

● 解説

スボレキサントは不眠症を効能・効果とするオレキシン受容体拮抗薬である。主に薬物代謝酵素 CYP3A によって代謝されるため、CYP3A を強く阻害する薬剤（イトラコナゾール、クラリスロマイシン、リトナビル、ネルフィナビル、ボリコナゾール）と併用禁忌となっている。併用した場合、スボレキサントの血漿中濃度を顕著に上昇させることにより、作用を著しく増強させるおそれがある[1]。今回の事例の薬局では、スボレキサントは併用禁忌が多く、特に頻用されるクラリスロマイシンとの併用を確認する必要があることを店舗の全員に周知できていた。

レンボレキサントもスボレキサントと同様に不眠症を効能・効果とするオレキシン受容体拮抗薬である。スボレキサントの約 6 年後に発売され、併用禁忌の薬剤はない。主に薬物代謝酵素 CYP3A によって代謝されるが、「用法・用量に関連する使用上の注意」には、「CYP3A を阻害する薬剤との併用により、レンボレキサントの血漿中濃度が上昇し、傾眠等の副作用が増強されるおそれがある。CYP3A を中程度又は強力に阻害する薬剤（フルコナゾール、エリスロマイシン、ベラパミル、イトラコナゾール、クラリスロマイシン等）との併用は、患者の状態を慎重に観察した上で、本剤投与の可否を判断すること。なお、併用する場合は 1 日 1 回 2.5mg とすること。」と記載され、併用注意とされている[2]。

今回の事例では、A 病院の精神科の医師とレンボレキサント錠の発売時に合同勉強会を開催しており、処方医と薬局薬剤師でレンボレキサント錠に関する情報共有ができていた。そのため、クラリスロマイシンとの併用が判明した後、すぐに処方医と情報共有するとともに、薬剤中止に対する患者の理解が得られない懸念を伝え、レンボレキサント錠への変更を提案した。その結果、今までの睡眠状態が維持できた。

● 知識の深掘り

１）オレキシンについて

オレキシンは、1988 年に単離されたペプチドであり、脳室内に投与すると摂食が亢進する性質が見つかったため、食欲増進を意味する orexigenic という言葉から命名された。その後、

オレキシンのノックアウトマウスが作られたとき、ナルコレプシーに似た症状が発現した。さらにナルコレプシー患者の脳脊髄液で、オレキシン量が非常に減少していることから、オレキシンの欠乏がナルコレプシーの原因であることが判明した。これらのことから、オレキシンは覚醒状態や睡眠状態を安定化させる作用を持つと考えられている[3]。

２）オレキシン神経系について

オレキシン神経系は、視床下部に局在し、脳内の覚醒に重要な働きをしている神経核に投射しており、覚醒の維持、覚醒から睡眠への移行、さらには食欲や食行動に関与している。脳内では興奮覚醒系と抑制催眠系のバランスによって覚醒と睡眠が維持されている。オレキシン神経系は覚醒系を促進する役割を担う（図8-1）。Aの覚醒状態では覚醒中枢からオレキシン神経系が活性化され、それにより覚醒中枢が活性化することで、正のフィードバックが作られる。

さらに、このオレキシン神経系を大脳辺縁系、概日周期中枢、代謝バランスからの入力が活性化することで、覚醒状態を長続きさせることもできる。Bの睡眠状態では、睡眠中枢が覚醒中枢とオレキシン神経系の両者を抑制することから、睡眠状態が安定する。一方、Cのナルコレプシーでは、このオレキシン神経系の関与がないため、睡眠中枢と覚醒中枢の相互関係のみになり、シーソーの切り替わりが早くなり、一つの状態を長く続けることができなくなる[3]。

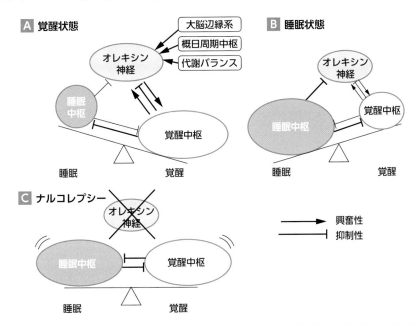

図8-1 オレキシン神経と睡眠中枢、覚醒中枢の関係の模式図（文献3）より作成）

γ-アミノ酪酸（GABA）神経系が脳全体に投射しているのに比べ、オレキシン神経系は視床下部に局在し、覚醒系のみに投射している。ニューロンの数は、GABA神経系が150億〜200億ニューロンであるのに対して，オレキシン神経系は10万ニューロン程度である。このため、オレキシン受容体に特異的に作用するオレキシン受容体拮抗薬（ORA）は、睡眠以外の

副作用が極めて少なく、ベンゾジアゼピン受容体作動薬で問題となったふらつき・転倒、依存性の発生が少なくなり、安全性が向上している[4]。

3）オレキシン受容体について

　オレキシン受容体には、オレキシン 1 受容体（OX1R）と 2 受容体（OX2R）の 2 つのサブタイプがある。OX1R と OX2R の違いは明らかではないが、OX2R の方が覚醒からレム睡眠・ノンレム睡眠への移行といった睡眠関連の役割を担っていること、OX1R にも相補的な機能が認められていることが示唆されている[5]。

4）オレキシン受容体拮抗薬（ORA）について

　OX1R と OX2R 両方に作用する非選択性オレキシン受容体拮抗薬（DORA）として、2014年にスボレキサント、2020年にレンボレキサントが発売され、現在使用されている[4]。DORA の投与は、オレキシン神経系の活動がある程度高い状態であっても、その作用点である覚醒系ニューロンに対するオレキシンの促進作用を阻害することにより、覚醒系ニューロンの活動を低下させ、睡眠中枢の活動が高い睡眠状態をもたらすと考えられている（図 8-2）[6]。

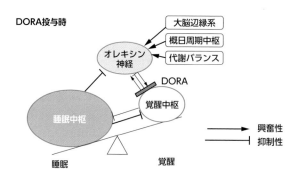

図 8-2 オレキシン神経系の睡眠覚醒調節におけるDORAの作用点の模式図
（文献3）、6）より改変して作成）

DORA; 非選択性オレキシン受容体拮抗薬

　スボレキサントとレンボレキサントを直接比較した臨床試験はなく、明らかな違いは証明されていないが、薬理学的な特性から考えてみると、レンボレキサントは OX1R と OX2R のうち OX2R により結合親和性が高い（表 8-1）。また、製剤としての安定性から一包化が可能となっている[4]。

表 8-1　スボレキサント錠とレンボレキサント錠の比較（文献 7）、8）、9）より作成）

一般名	スボレキサント	レンボレキサント
剤形	フィルムコーティング錠	フィルムコーティング錠
規格	錠 10 mg 錠 15 mg 錠 20 mg	錠 2.5 mg 錠 5 mg 錠 10 mg

一般名	スボレキサント	レンボレキサント
構造式		
禁忌	過敏症の既往歴のある患者	過敏症の既往歴のある患者
	CYP3A を強く阻害する薬剤（イトラコナゾール、クラリスロマイシン、リトナビル、ネルフィナビル、ボリコナゾール）を投与中の患者	重度の肝機能障害のある患者 [血漿中濃度を上昇させるおそれがある]
効能・効果	不眠症	不眠症
用法・用量	成人通常量1日1回 20 mg 高齢者には1日1回 15 mg 就寝直前に経口投与	成人通常量1日1回 5 mg 就寝直前に経口投与する 症状により適宜増減するが、1日1回 10mg を超えないこと
使用上の注意	入眠効果の発現が遅れるおそれがあるため、食事と同時又は食直後の服用は避ける [食後投与では、空腹時投与に比べ、投与直後の血漿中濃度が低下することがある]	入眠効果の発現が遅れるおそれがあるため、食事と同時又は食直後の服用は避ける [食後投与では、空腹時投与に比べ、投与直後の血漿中濃度が低下することがある]
	CYP3A を阻害する薬剤（ジルチアゼム、ベラパミル、フルコナゾール等）との併用により、血漿中濃度が上昇し、傾眠、疲労、入眠時麻痺、睡眠時随伴症、夢遊症等の副作用が増強されるおそれがあるため、併用する場合は1日1回 10mg への減量を考慮するとともに、患者の状態を慎重に観察する	CYP3A を阻害する薬剤との併用により、血漿中濃度が上昇し、傾眠等の副作用が増強されるおそれがある。CYP3A を中程度又は強力に阻害する薬剤（フルコナゾール、エリスロマイシン、ベラパミル、イトラコナゾール、クラリスロマイシン等）との併用は、患者の状態を慎重に観察した上で、投与の可否を判断すること。なお、併用する場合は1日1回 2.5mg とする
	重度の肝機能障害のある患者では、血漿中濃度を上昇させるおそれがあるため、慎重に投与する	中等度肝機能障害患者では、血漿中濃度が上昇するため、1日1回 5mg を超えないこととし、慎重に投与する
		重度の腎機能障害がある患者では、血漿中濃度を上昇させるおそれがあるため、慎重に投与する
相互作用機序	主に薬物代謝酵素 CYP3A によって代謝される。また、弱い P 糖蛋白（腸管）への阻害作用を有する	主に薬物代謝酵素 CYP3A によって代謝される。
オレキシン受容体結合親和性 [ki(nmol/L)] hOX1R	1.4 ± 0.2	4.8 ± 1.4
hOX2R	2.2 ± 0.3	0.61 ± 0.10
取扱い上の注意点	光及び湿気を避けるため、PTP シートのまま保存し、服用直前に PTP シートから取り出す	なし（一包化可）

平均値±標準誤差
Ki 値はカルシウム流入試験にて測定
hOX1R; ヒトオレキシン1受容体、hOX2R; ヒトオレキシン2受容体

参考文献　1）ベルソムラ®錠　添付文書

2）デエビゴ®錠　添付文書

3）粂和彦、オレキシン受容体拮抗薬－新規作用機序の睡眠薬、月刊薬事、56(4)：517-520 (2014)

4）稲田健、睡眠薬の作用機序、睡眠医療、14(4)：463-466 (2020)

5）櫻井武、睡眠覚醒制御におけるオレキシンおよびオレキシン受容体の機能、臨床精神薬理、18(8)：1031-1039 (2015)

6）村崎光邦、新規作用機序を持った睡眠薬の開発物語、臨床精神薬理、20(1)：99-111 (2017)

7）ベルソムラ®錠　インタビューフォーム

8）デエビゴ®錠　インタビューフォーム

9）Beuckmann CT, et al, In Vitro and In Silico Characterization of Lemborexant (E2006), a Novel Dual Orexin Receptor Antagonist, J Pharmacol Exp Ther,

362(2)：287-295 (2017)

POINT ①

同種同効薬であっても、併用禁忌・併用注意には違いがあることを知っておく。

POINT ②

イレギュラーな服用方法になる場合は、患者の理解度に応じた処方提案をする。

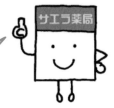

POINT ③

お薬手帳を活用し、併用薬の変更点を毎回必ずチェックし、禁忌処方を見逃さない。

9. 糖尿病患者に対するクエチアピンの追加処方
―患者の病態把握と薬の一元管理により、禁忌処方を回避した事例―

● 基礎情報とエピソード

年齢：78 歳

性別：男性

患者背景：施設に入居中。糖尿病治療中のため、メトホルミン塩酸塩錠 250mg とリナグリプチン錠 5mg を服用していた。また、アルツハイマー型認知症の治療のため、ガランタミン臭化水素酸塩錠 8mg を服用していた。施設内で、妄想や暴言が多くなり、易怒性があったため心療内科クリニックを受診することになり、クエチアピンフマル酸塩錠 25mg が処方された。

現病歴：糖尿病、アルツハイマー型認知症

介入時考慮した項目：糖尿病の患者への禁忌薬剤

薬の管理者：施設内看護師

服用できない剤形：なし

有害事象：なし

調剤時における注意点：一包化

処方状況：

介入前			介入後		
薬剤名	用量	用法	薬剤名	用量	用法
クエチアピンフマル酸塩錠25mg	1錠	寝る前	アリピプラゾール錠3mg	2錠	朝夕食後
アムロジピンベシル酸塩口腔内崩壊錠5mg	1錠	朝食後	アムロジピンベシル酸塩口腔内崩壊錠5mg	1錠	朝食後
フロセミド錠20mg	1錠	朝食後	フロセミド錠20mg	1錠	朝食後
メトホルミン塩酸塩錠250mg	4錠	朝夕食後	メトホルミン塩酸塩錠250mg	4錠	朝夕食後
リナグリプチン錠5mg	1錠	朝食後	リナグリプチン錠5mg	1錠	朝食後
ガランタミン臭化水素酸塩錠8mg	2錠	朝夕食後	ガランタミン臭化水素酸塩錠8mg	2錠	朝夕食後

服薬コンプライアンス：服薬介助により服用はできている。

プロブレムリスト：#1　妄想、暴言、易怒性の症状改善

#2　糖尿病の患者への薬剤選択

　心療内科クリニックから、クエチアピンフマル酸塩錠が処方された際に、薬剤師が施設内看護師に患者の症状を確認したところ、「施設内で妄想や暴言が多くなり、職員に対して理不尽に怒ることが増えている」とのことであった。今回のクエチアピンフマル酸塩錠は、認知症の行動・心理症状（BPSD）の軽減を目的とした処方であると考えられた。また、心療内科クリニックには家族が同伴して受診したが、その際患者が糖尿病であることを処方医に伝達できているかは不明であった。

　クエチアピンフマル酸塩錠は、著しい血糖値の上昇から、糖尿病性ケトアシドーシス、糖尿病性昏睡等の重大な副作用が発現し死亡に至る場合があるため、糖尿病の患者に対して禁忌とされている。処方医に患者が糖尿病であることを伝えたところ、糖尿病であることは処方医に伝わっていなかった。糖尿病治療の主治医とも相談し処方を再検討した結果、患者に BPSD が顕著にあらわれていることから、非定型抗精神病薬の使用については治療上の有益性を考慮した。また、患者は糖尿病治療中だが、直近半年間における HbA1c は 6.7％〜6.9％で推移しており、血糖コントロールは良好であったため、アリピプラゾール錠（糖尿病の患者に対して禁忌ではないが警告として記載）に処方変更となった。アリピプラゾール錠の追加後は、血糖値の測定を毎日行い、リスク管理を行うことを前提に服用することになった。

他職種との連携

　心療内科クリニックの処方医には、患者が糖尿病であることを伝達し、糖尿病治療の主治医と相談して、処方を再検討してもらえるよう橋渡しを行った。施設内看護師には、アリピプラゾール錠による血糖上昇の可能性を説明した。毎日、血糖値の測定を行い、血糖上昇があれば施設内看護師が、糖尿病、心療内科の両医師に連絡することになった。

介入結果

　アリピプラゾール錠の追加後、暴言は減り、易怒性は軽減された。また、著しい血糖上昇、血糖コントロールへの影響もなく、薬は継続服用している。患者の BPSD と血糖値については、引き続き、症状変化がないか確認しながら経過観察している。

● 解説

　認知症に対する抗精神病薬の使用は適応外使用であるが、認知症の BPSD に対する抗精神病薬の有効性が認められている[1]。かかりつけ医のための BPSD に対応する向精神薬使用ガイドライン[1] では、幻覚・妄想に対して、リスペリドン、オランザピン、アリピプラゾールなどの

使用が推奨され、クエチアピンの使用を検討してもよいとされている。また、焦燥性興奮には、有効性が実証されているリスペリドン、アリピプラゾールの使用が推奨され、オランザピンについては使用を検討してもよいとされている。しかし、オランザピンとクエチアピンは「糖尿病の患者、糖尿病の既往歴のある患者」には禁忌となっている（表 9-1）。

表 9-1　認知症疾患の BPSD に有効な抗精神病薬（文献 1）より改変して作成）

作用機序	薬剤名	対象となる BPSD の症状	注意点	半減期（時間）	用量（mg）
セロトニン受容体・ドパミン受容体遮断	リスペリドン	・幻覚・妄想・焦燥・興奮・攻撃	高血糖あるいは糖尿病を合併している場合にも使用可能。パーキンソン症状に注意。	20-24	0.5-2.0
	クエチアピン		高血糖あるいは糖尿病では禁忌。DLB に対して使用を考慮しても良い。鎮静・催眠作用あり。	6-7	25-100
	オランザピン		高血糖あるいは糖尿病では禁忌。DLB に対して使用を考慮しても良い。鎮静・催眠作用あり。	22-35	2.5-10
ドパミン受容体部分刺激	アリピプラゾール		高血糖あるいは糖尿病では慎重投与。鎮静・催眠作用が弱い。	47-68	3-9

DLB: レビー小体型認知症

　今回クエチアピンが処方されていたが、患者が糖尿病治療中のためアリピプラゾールに変更となった。アリピプラゾールは、糖尿病の患者に禁忌とはなっていないが、添付文書の「警告」欄において「糖尿病性ケトアシドーシス、糖尿病性昏睡等の死亡に至ることもある重大な副作用が発現するおそれがあるので、本剤投与中は高血糖の徴候・症状に注意すること。特に、糖尿病又はその既往歴もしくはその危険因子を有する患者には、治療上の有益性が危険性を上回ると判断される場合のみ投与することとし、投与にあたっては、血糖値の測定等の観察を十分に行うこと。」「投与にあたっては、あらかじめ高血糖の副作用が発現する場合があることを、患者及びその家族に十分に説明し、口渇、多飲、多尿、頻尿、多食、脱力感等の異常に注意し、このような症状があらわれた場合には、直ちに投与を中断し、医師の診察を受けるよう指導すること。」と、糖尿病患者に対する投与について注意喚起されている。

　今回の事例では、薬剤師は非定型精神病薬には糖尿病患者に投薬禁忌や注意が必要な薬剤が多いことに関する知識があり、薬剤選択をする際に糖尿病患者に対する使用の可否を判断することができた。今回の患者は、血糖コントロールは良好であったが、アリピプラゾール追加後は血糖値の測定を毎日行い、リスク管理を行うことを前提に服用することとなった。

● 知識の深掘り

1）認知症の定義

　認知症とは、一度正常に達した認知機能が後天的な脳の障害によって持続的に低下し、日常生活や社会生活に支障をきたすようになった状態を言い、それが意識障害のないときにみ

られる。国際的に広く用いられている認知症の診断基準として世界保健機関による国際疾病分類第10版（ICD-10）や米国国立老化研究所/Alzheimer病協会ワークグループNational Institute on Aging-Alzheimer's Association workgroup（NIA-AA）基準、米国精神医学会による精神疾患の診断・統計マニュアル第5版（DSM-5）がある[3]。

ICD-10（1993年）では「通常、慢性あるいは進行性の脳疾患によって生じ、記憶、思考、見当識、理解、計算、学習、言語、判断など多数の高次脳機能障害からなる症候群」とされている。NIA-AA（2011年）では、記銘記憶障害、遂行機能低下、視空間認知障害、言語障害を同等に扱い、さらに行動障害を含め、アルツハイマー型認知症以外の認知症疾患に対応した診断基準で診断する。DSM-5（2013年）では、神経認知領域は、複雑性注意、遂行機能、学習および記憶、言語、知覚－運動、社会的認知の6領域のなかから1つ以上の認知領域で有意な低下が示されること、さらに認知の欠損によって日常生活が阻害される場合に認知症と診断される[3]。

2）認知症の症状

認知症の「中核症状」は「認知機能障害」とされ、認知症に伴う行動異常および精神症状を「認知症の行動・心理症状（BPSD；behavioral and psychological symptoms of dementia）」と呼ぶ。認知機能障害とBPSDを合わせたものが「認知症症状」とされる[3]。

① 認知機能障害

主な認知機能障害としては、全般的注意障害、遂行機能障害、健忘、失語、視空間認知障害、失行、社会的認知の障害などがある（表9-2）。

表9-2　認知症で認められる主な認知機能障害（文献3）より改変して作成）

認知機能	症状名	症状	初期から発現しやすい認知症[*1]
全般性注意	全般性注意障害	必要な作業に注意を向けて、それを維持し、適宜選択、配分することができない。いろいろな作業でミスが増える。ぼんやりして反応が遅い。	各種 認知症
遂行機能	遂行機能障害	物事を段取りよく進められない。	前頭側頭葉変性症 ほか
記憶	健忘	前向性健忘：発症後に起きた新たなことを覚えられない。 逆行性健忘：発症前のことを思い出せない。	アルツハイマー型認知症 レビー小体型認知症 嗜銀顆粒性認知症
言語	失語	発話、理解、呼称、復唱、読み、書きの障害	原発性進行性失語症（前頭側頭葉変性症、アルツハイマー型認知症）
	失書	書字の障害、文字想起困難や書き間違い	各種 認知症
計算	失算	筆算、暗算ができない。	各種 認知症
視空間認知	構成障害	図の模写、手指の形の模倣などができない。	アルツハイマー型認知症 レビー小体型認知症
	地誌的失見当識	よく知っている場所で道に迷う。	アルツハイマー型認知症
	錯視、幻視	無意味な模様などを人や虫などに見間違える。実際はないものが見える。	レビー小体型認知症

認知機能	症状名	症状	初期から発現しやすい認知症[*1]
行為	失行	肢節運動失行：細かい動きが拙劣で円滑な動きができない。 観念運動性失行：バイバイなどのジェスチャーができない。 観念性失行：使い慣れた道具をうまく使えない。	大脳皮質基底核変性症
社会的認知	脱抑制など	相手や周囲の状況を認識し、それに適した行動がとれない。	前頭側頭葉変性症

＊1　原因疾患によらず進行とともに種々の認知機能障害が出現するので、初期に各認知機能障害が目立ちやすい認知症をあげた。

② BPSD

　BPSD は認知機能障害を基盤に、身体的要因、環境的要因、心理的要因などの影響を受けて出現する。焦燥性興奮、攻撃性、脱抑制などの行動面の症状と、不安、うつ、幻覚・妄想をはじめとする心理症状がある。

　もの忘れを自覚し、不安、焦燥感が出現した場合、いらいらして些細なことで不機嫌になる易刺激性につながる。それに周囲の不適切な対応が加わることにより、暴言・暴力などの攻撃性、焦燥性興奮へと発展することもある。異常行動には徘徊や攻撃的行動がある。

　不安やうつ状態はアルツハイマー型認知症では早期に認められることが多い。妄想は訂正のきかない誤った思い込みで、健忘や誤認などを背景に心理的要因などが加わって生じる。アルツハイマー型認知症では健忘を背景とした、もの盗られ妄想や被害妄想、レビー小体型認知症では誤認や幻視・錯視を背景にした嫉妬妄想や幻の同居人妄想などが生じる。

3）認知症の治療
① 認知機能障害に対する治療

　アルツハイマー型認知症では、コリンエステラーゼ阻害薬や NMDA（N- メチル -D- アスパラギン酸）受容体拮抗薬の使用が推奨される。レビー小体型認知症では、コリンエステラーゼ阻害薬の使用が推奨される[3]。

② BPSD に対する治療

　BPSD が出現した場合はその原因となる身体疾患の有無やケアが適切か否かを検討し、治療としては非薬物療法を薬物療法より優先的に適用する（図 9-1）。

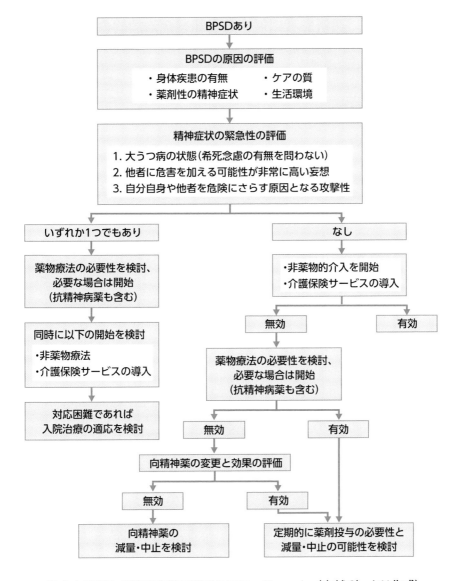

図 9-1 BPSD の治療方針に関するフローチャート（文献 3）より作成）

参考文献　1）厚生労働省 認知症に対するかかりつけ医の向精神薬使用の適正化に関する調査研究班、か
　　　　　　　かりつけ医のための BPSD に対応する向精神薬使用ガイドライン（第 2 版）(2016)
　　　　　2）エビリファイ®錠　添付文書
　　　　　3）日本神経学会、認知症疾患診療ガイドライン 2017

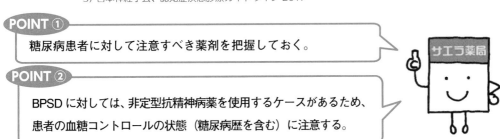

POINT ①

糖尿病患者に対して注意すべき薬剤を把握しておく。

POINT ②

BPSD に対しては、非定型抗精神病薬を使用するケースがあるため、
患者の血糖コントロールの状態（糖尿病歴を含む）に注意する。

疾病・病態禁忌

10. 透析患者に対する骨粗鬆症治療薬の選択
―お薬手帳から透析治療中であることを把握し、禁忌処方を回避した事例―

● 基礎情報とエピソード

年齢：70歳

性別：女性

患者背景：Aクリニックにて透析治療中である患者は、整形外科クリニックを受診したときに透析治療中であることを伝えず、アレンドロン酸ナトリウム錠35mgが新規で処方された。

現病歴：腎不全　2型糖尿病　骨粗鬆症

介入時考慮した項目：透析患者に対する薬剤選択

薬の管理者：本人

服用できない剤形：なし

有害事象：なし

調剤時における注意点：一包化

処方状況：

	介入前			介入後		
	薬剤名	用量	用法	薬剤名	用量	用法
整形	アレンドロン酸ナトリウム錠35mg	1錠	起床時 週に1回	エルデカルシトールカプセル0.75μg	1cap	朝食後
Aクリニック	リナグリプチン錠5mg	1錠	朝食後	リナグリプチン錠5mg	1錠	朝食後
Aクリニック	炭酸ランタン水和物口腔内崩壊錠500mg	3錠	毎食直後	炭酸ランタン水和物口腔内崩壊錠500mg	3錠	毎食直後
Aクリニック	スクロオキシ水酸化鉄顆粒分包500mg	3包	毎食直前	スクロオキシ水酸化鉄顆粒分包500mg	3包	毎食直前

服薬コンプライアンス：良好

プロブレムリスト：#1　透析治療中の患者に対する薬剤選択

　　　　　　　　　#2　患者の理解：Aクリニック以外の医療機関を受診する際は、透析治療中であることを伝える必要性

服薬支援・管理・処方介入の具体的内容

　　　整形外科クリニックを新規で受診し骨粗鬆症と診断され、アレンドロン酸ナトリウム錠35mgが処方された。今回が初来局であり持参されたお薬手帳で併用薬の確認を行ったところ、処方内容から透析治療中であることが推測された。患者に確認をし

たところ、Ａクリニックで透析治療中であることがわかった。また、整形外科クリニックの処方医には、透析中であることは伝えていない、とのことだった。

アレンドロン酸ナトリウム錠 35mg のように、多めの水での服用や他の薬剤との服用間隔を 30 分以上要し、かつ低カルシウム血症の発現が懸念される薬は、飲水制限や厳格な血清カルシウム濃度の管理が必要な透析患者には不向きである。そこで、整形外科クリニックの医師に当該患者が透析治療中である旨を伝え、Ａクリニックの医師と相談のうえ処方を再考いただくよう依頼した。その結果、エルデカルシトールカプセル 0.75μg に変更となり、今後はＡクリニックで血清カルシウム濃度の確認を行うことになった。

他職種との連携

整形外科の処方医とＡクリニックの医師が連携して薬剤選択について検討してもらうよう薬剤師から両医師に依頼した。その結果、今回はエルデカルシトールカプセル 0.75μg に処方変更となった。今後は、血清カルシウム濃度の管理を行う必要があることから、Ａクリニックで骨粗鬆症の治療薬が処方されることになった。

介入結果

患者には、今回の処方変更の理由を説明し、今後はＡクリニックで骨粗鬆症の治療薬が処方されることを説明した。また、透析中は薬剤選択を慎重に行う必要があることから、Ａクリニック以外の医療機関を受診する際は、透析治療中であることと、服用している薬の内容はすべてお薬手帳に記録して必ず医師に伝えるよう指導した。その後、Ａクリニックで骨粗鬆症の治療は継続することになった。Ａクリニックは院内処方であるため、その後の処方内容の確認はできていない。

● 解説

アレンドロン酸ナトリウムは重篤な腎機能障害のある患者に禁忌とはなっていない。添付文書[1] には、「重篤な腎機能障害のある患者を対象とした臨床試験は実施していない。」と記載され、インタビューフォーム[2] には「本剤は腎排泄型の薬剤である。重篤な腎機能障害のある患者に投与した場合、排泄が阻害されて血中濃度が持続し、低カルシウム血症等の副作用が発現する可能性があるので、慎重に投与すること。」と記載されている。

透析患者の体液管理は重要であり、最大透析間隔日の体重増加を 6％未満にすることが望ましいとされている。適正な体液管理を行うことは、結果的に血圧の正常化を図り、透析患者の生活の質（QOL）の向上と生命予後の改善につながる重要な問題である。透析患者の体液の状態は、食塩摂取量、飲水量、尿量、透析による除水量によって規定される。体液量の管理不良は高血圧をひき起こし、心血管系に悪影響を与える。体液管理には食塩制限が必須であり、体

重増加の多い患者にはさらに飲水制限が必要となる。飲水過多の原因には、粥食、お茶、薬剤内服時の水などがあげられる[3]。

　アレンドロン酸ナトリウム錠 35mg の用法・用量は、「通常、成人にはアレンドロン酸として 35mg を 1 週間に 1 回、朝起床時に水約 180mL とともに経口投与する。なお、服用後少なくとも 30 分は横にならず、飲食（水を除く）並びに他の薬剤の経口摂取も避けること。」とされている[1]。一方、エルデカルシトールカプセルの用法・用量は、「通常、成人にはエルデカルシトールとして 1 日 1 回 0.75μg を経口投与する。」とされている[4]。

　今回の事例では、A クリニックの薬剤の服用時点が毎食直前、毎食直後の 6 時点でそのうち飲水が不可欠な時点は毎食直前とリナグリプチン錠を服用する朝食（直）後の 4 時点である。アレンドロン酸ナトリウム錠 35mg が追加となった場合、その服用日は朝食直前の 30 分以上前の朝起床時の 1 時点を追加することになる。さらに起床時の十分量の水の服用は、飲水制限が必要となる透析患者には向かないため、疑義照会にて朝食後に他の薬剤と同時服用できるエルデカルシトールカプセルに変更となった。

　エルデカルシトールカプセルは、腎機能が低下した場合、尿中へのカルシウム排泄量が減少し血清カルシウム値が上昇するおそれがある。そのため、腎機能障害のある患者には慎重に投与すること、とされている[5]。さらに、「投与中は血清カルシウム濃度を定期的（3 ～ 6 ヶ月に 1 回程度）に測定し、異常が認められた場合には直ちに休薬し適切な処置を行うこと、腎機能障害、悪性腫瘍、原発性副甲状腺機能亢進症等の高カルシウム血症のおそれのある患者では、投与初期に頻回に血清カルシウム濃度を測定するなど、特に注意すること」とされている[4]。今回は透析治療中のクリニックで血清カルシウム濃度の管理をしながら骨粗鬆症の治療を行っていくことになった。

● 知識の深掘り

1）透析患者の体液管理

　透析患者の体液の状態は、食塩摂取量、飲水量、尿量、透析による除水量によって規定される。透析患者の体液管理は重要で、最大透析間隔日の体重増加を 6 ％未満にすることが望ましいとされている。透析時間を 4 時間とした場合、体重の 6 ％の除水を行うことは除水速度が 15 mL/kg/ 時に相当する。過度の除水が生命予後に影響を与えるため、透析時の平均除水速度は、15 mL/kg/ 時以下を目指すとされる。これ以上の体重増加がある場合には、食塩摂取量の制限の指導が最も重要であるが、それでも体重管理が行えない場合は、透析時間の延長を最優先に考慮すべきである[3]。

　透析患者では適正な水分管理により、血圧を正常化できるといわれている。透析中の血圧低下は、透析中の筋痙攣や透析後の全身倦怠感の原因となり、さらに予後不良の原因となる。そのため、体液量が適正であり透析中の過度の血圧低下を生じることなく、かつ長期的にも心血管系への負担が少ない体重をドライウエイト（DW）として設定する。DW は透析療法によって細胞外液量

が是正された時点の体重であり、それを達成していけるように治療を行っていく[3) 6)]。

２）慢性腎臓病に伴う骨ミネラル代謝異常

①慢性腎臓病に伴う骨ミネラル代謝異常とは

　慢性腎臓病に伴う骨ミネラル代謝異常（CKD-MBD）とは、生体のミネラル調節システムの中で重要な役割を果たしている腎臓の機能が低下することで生じ、骨や副甲状腺の異常のみならず、血管の石灰化等を介して生命予後に大きな影響を与えると提唱された概念である[7)]。

　腎機能が低下するにつれてリンの排泄低下による体内への蓄積が生じるが、初期では血中のリンや副甲状腺ホルモン（PTH）の上昇に先立って線維芽細胞増殖因子23（FGF23）の分泌が亢進することで、尿中へのリン排泄を促進している。このFGF23はリン排泄の促進以外にも、活性型ビタミンDの産生を抑制することによって消化管でのリンの吸収を抑制する。活性化ビタミンDの産生抑制は副甲状腺に対してはPTH分泌を促進させるが、FGF23が副甲状腺に対してPTHの産生を直接抑制するため、腎機能低下時の初期では血中PTH濃度は上昇していないことが多い。しかし、腎機能の低下とともにFGF23の直接的な作用が減弱し、FGF23の尿中へのリン排泄やPTHの抑制に対する作用が低下して、血中のリン・PTH濃度が上昇する。また、腎機能低下に伴い活性型ビタミンDの産生が低下し、腸管におけるカルシウムの吸収が低下する。血清カルシウム濃度の低下に伴いPTHが分泌され骨吸収を促進し血中へカルシウムを動員させる（図10-1）。しかし、無治療のままPTH過剰分泌（二次性副甲状腺機能亢進症）が継続すると、骨からの持続的なカルシウム遊離をきたし、骨密度の減少を引き起こす[8) 9)]。したがって慢性腎臓病（CKD）では比較的早期から骨折リスクが上昇することから、可能な限り早期から血清リン・カルシウム濃度を管理することが重要である。

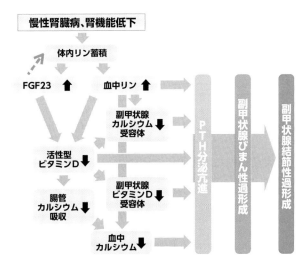

図 10-1　二次性副甲状腺機能亢進症の発症、進展機序（文献8）より改変して作成）

FGF23; 線維芽細胞増殖因子23
PTH; 副甲状腺ホルモン

②血清リン・カルシウム濃度の管理

　血清リン・カルシウム濃度の管理目標値は生命予後の観点から設定されている。血清リン濃度の管理目標値は、3.5 ～ 6.0 mg/dL とされている。また血清カルシウム濃度は、日本の透析患者において低アルブミン血症の割合が高く、総カルシウム濃度を用いると低値となることから、血清アルブミン濃度で補正し、血清補正カルシウム濃度として管理する。血清補正カルシウム濃度の算出には、同時に血清アルブミン濃度も測定して、Payne の補正式 [血清補正カルシウム濃度 (mg/dL) ＝血清カルシウム濃度 (mg/dL) ＋ (4 －血清アルブミン濃度 (g/dL))] を用いる。この血清補正カルシウム濃度の管理目標値は、8.4 ～ 10.0 mg/dL とされている。管理目標は、リン＞カルシウム＞ PTH の順に優先することが推奨されている。血清リン・カルシウム濃度を適正に保つための治療法としては「9 分割図」が示されている（図 10-2）。原則として血清リン濃度が高い場合は十分な透析量の確保およびリン制限の食事指導を基本とし、血清リン濃度が低い場合は食事摂取量を含めた栄養状態の評価が重要である。薬物療法については、リン、カルシウム、PTH の順に優先して薬剤を選択し調整していく。血清 PTH 濃度が高値の場合には、透析中に活性型ビタミン D 製剤とカルシウム受容体作動薬（エテルカルセチド塩酸塩）を静注する場合がある[7]。

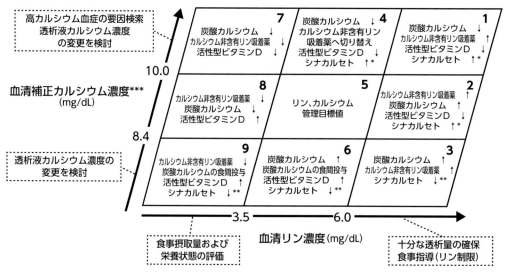

図 10-2　リン、カルシウムの治療管理法「9 分割図」（文献 7）より改変して作成）

　「↑」は開始または増量、「↓」は減量または中止を示す。
　＊血清 PTH（副甲状腺ホルモン）濃度が高値の場合に検討する。
　＊＊血清 PTH 濃度が低値の場合に検討する。
　＊＊＊血清補正カルシウム濃度 (mg/dL) ＝血清カルシウム濃度 (mg/dL) ＋ (4 －血清アルブミン濃度 (g/dL))
　　　　［Payne の補正式］で算出

3）CKD に合併した骨粗鬆症の治療

　CKD に合併した骨粗鬆症では、血清カルシウム・リン・PTH 濃度の検査値異常を是正したうえで、骨量減少を認める症例では骨粗鬆症治療薬による治療を行う。しかし、現在のところ、CKD に合併した骨粗鬆症に対して明白な安全性と有効性を示す薬剤は明確になっていない。現在発売されている骨粗鬆症治療薬でも CKD の症例に対しては、「禁忌」あるいは「慎重投与」となっている（表 10-1）。いずれの薬剤も骨粗鬆症治療によりカルシウムやリンの代謝の変動や薬剤の蓄積の影響があり、「慎重投与」となっている薬剤は、投与後の血清カルシウム・リン濃度を確認していく必要がある[10]。

表 10-1　骨粗鬆症治療薬の重篤な腎障害例に対する添付文書上の記載内容（文献 10）より改変して作成）

活性型ビタミンD製剤	
エルデカルシトール	慎重投与
ビスホスホネート	
第一世代	
エチドロン酸	禁忌
第二世代	
アレンドロン酸	慎重投与
イバンドロン酸	慎重投与
第三世代	
リセドロン酸	禁忌
ミノドロン酸	慎重投与
SERM	
ラロキシフェン	慎重投与
バゼドキシフェン	慎重投与
テリパラチド	
毎日製剤	慎重投与
週一製剤	慎重投与
デノスマブ	慎重投与
ロモソズマブ	慎重投与

参考文献　1）ボナロン®錠 35mg　添付文書
　　　　　2）ボナロン®錠 35mg　インタビューフォーム
　　　　　3）日本透析医学会、維持血液透析ガイドライン：血液透析処方、日本透析医学会雑誌、46(7)：587-632 (2013)
　　　　　4）エディロール®カプセル　添付文書
　　　　　5）エディロール®カプセル　インタビューフォーム
　　　　　6）日本透析医学会、血液透析患者における心血管合併症の評価と治療に関するガイドライン、日本透析医学会雑誌、44(5)：337 〜 425 (2011)
　　　　　7）日本透析医学会、慢性腎臓病に伴う骨・ミネラル代謝異常の診療ガイドライン、日本透析医学会雑誌、45(4)：301 〜 356 (2012)
　　　　　8）小岩文彦、他、二次性副甲状腺機能亢進症に対する内科的管理、日本内分泌・甲状腺外科学会雑誌、34(3)：176-181 (2017)
　　　　　9）中島歩、腎機能障害者に対するリハビリテーション治療 6 腎機能障害と骨ミネラル代謝異常、Jpn J Rehabil Med, 57(3)：234-237 (2020)
　　　　　10）山田真介、他、[透析患者に臨床でよく使用する薬の使い方] 骨粗鬆症、月刊薬事、62(16)：3120-3124 (2020)

POINT ①

透析患者が使用する薬剤を知っておくことで、お薬手帳（併用薬）から透析治療中であることに気付けるようにする。

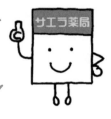

POINT ②

透析患者が他科受診をする際は、必ず透析治療中であることを医師に伝えるよう指導する。

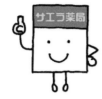

11. ポリスチレンスルホン酸カルシウム経口液服用中の患者に対するスピロノラクトンの追加処方

—血清カリウム値への影響を考慮し、禁忌処方を回避した事例—

● 基礎情報とエピソード

年齢：101 歳

性別：女性

患者背景：慢性心不全、慢性腎不全の患者であり、これに伴う高カリウム血症のため、ポリスチレンスルホン酸カルシウム経口液 20% を継続服用している。

現病歴：慢性心不全、慢性腎不全、高カリウム血症

介入時考慮した項目：高カリウム血症と利尿薬の血清カリウム（K）値への影響

薬の管理者：家族

服用できない剤形：なし

有害事象：なし

調剤時における注意点：なし

処方状況：

介入前			介入後		
薬剤名	用量	用法	薬剤名	用量	用法
スピロノラクトン錠25mg	1錠	朝食後	フロセミド錠20mg	1錠	朝食後
ポリスチレンスルホン酸カルシウム経口液20%	1包	夕食後	ポリスチレンスルホン酸カルシウム経口液20%	1包	夕食後
ニセルゴリン錠5mg	2錠	朝夕食後	ニセルゴリン錠5mg	2錠	朝夕食後
クエチアピンフマル酸塩錠12.5mg	1錠	夕食後	クエチアピンフマル酸塩錠12.5mg	1錠	夕食後
ルビプロストンカプセル12μg	2cap	朝夕食後	ルビプロストンカプセル12μg	2cap	朝夕食後
酸化マグネシウム錠330mg	1錠	夕食後	酸化マグネシウム錠330mg	1錠	夕食後

服薬コンプライアンス：服薬介助により服用はできている。

プロブレムリスト：#1　下肢の浮腫みの増悪

　　　　　　　　　#2　高カリウム血症の患者に対する利尿薬の選択

服薬支援・管理・処方介入の具体的内容

　　　　高カリウム血症の治療のため、以前から、血清 K 抑制剤であるポリスチレンスルホン酸カルシウム経口液を継続服用していた。今回診察時に、患者から下肢の浮腫みの

増悪の訴えがあり、同じ医師が抗アルドステロン性利尿・降圧剤であるスピロノラクトン錠を処方追加した。スピロノラクトン錠は、Kの尿中排泄を抑制するため、高カリウム血症の患者には禁忌である。薬剤師は、血清K値への影響を懸念し、スピロノラクトン錠が高カリウム血症患者に禁忌であることを説明し、利尿薬の変更を提案した。疑義照会の結果、ループ利尿薬であるフロセミド錠（Kの尿細管での再吸収を抑制）に処方変更となった。

他職種との連携

薬剤師は処方医に、現在の患者の病状（慢性心不全、慢性腎不全、高カリウム血症）、スピロノラクトン錠はK保持性利尿薬であり高カリウム血症に禁忌であること、を考慮したうえで、処方の妥当性について確認を依頼した。

介入結果

フロセミド錠を服用開始後、下肢の浮腫みは改善した。また、家族に対して、低カリウム血症の可能性と、その症状として、力が入りにくい、悪心・嘔吐、便秘、動悸、けいれん、などがあることを伝えていたが、特にいずれの兆候もないことを確認した。

● 解説

ポリスチレンスルホン酸カルシウムは陽イオン交換樹脂であり、K^+を吸着することで腸からのKの吸収を抑制する。それにより血清K値を低下させる（図11-1）[1]。

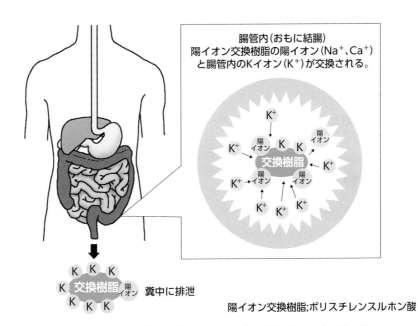

図11-1 陽イオン交換樹脂の作用メカニズム（文献1）より作成）

スピロノラクトンはK保持性利尿薬であり、アルドステロン受容体に結合し、アルドステロンの結合を阻害する。それによりナトリウム（Na^+）の血液中への再吸収とKの排泄を抑えることで血清K値の低下を防ぐ[2]（図 11-2）。

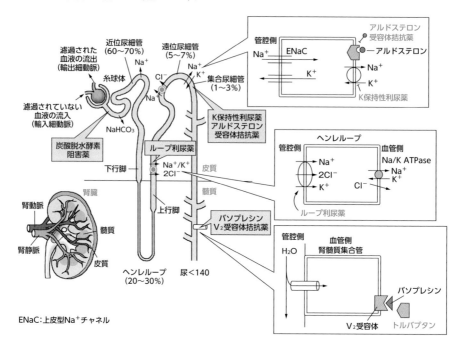

図 11-2 各種利尿剤とその作用機序（文献 2）より改変して作成）

今回対応した薬剤師は、勤務する薬局に生理機能が低下している高齢患者が多く訪れることもあり、普段から腎機能や検査値に注意していた。さらに慢性疾患の場合、継続処方が多いため処方追加時は併用禁忌や併用注意などに該当する薬剤があるか入念にチェックしていた。今回の事例では、高カリウム血症の状態にある患者にK保持性の利尿薬が処方されたため疑義照会を行った結果、抗アルドステロン性利尿・降圧剤のスピロノラクトン錠からループ利尿薬のフロセミド錠に変更となった。

● 知識の深掘り

1）高カリウム血症の病態と鑑別診断

生体では、K^+の98％が主に細胞内に存在し、140mEq/L 程度である。残りの2％は血清などの細胞外液に存在し、4 ～ 5mEq/L を維持している（図 11-3）。

高カリウム血症の診断基準は、血清K値 5mEq/L 以上とする場合と 5.5mEq/L 以上とする場合がある。心電図異常が 5.5mEq/L 以上から発現しやすいことと、エビデンスに基づくCKD 診療ガイドライン 2018（日本腎臓学会）で心血管疾患発症予防・死亡リスクが 5.5mEq/L 以上から増加することより、血清K値 5.5mEq/L 以上を高カリウム血症と定義することで問

題ないとされている[3) 4) 5)]。

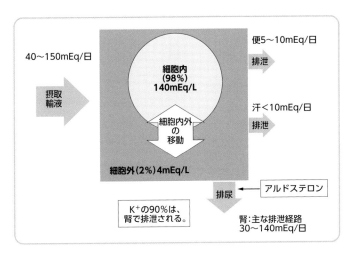

図 11-3 生体内の K⁺の動き（文献 3）より作成）

　過剰な K の摂取、尿での K⁺排泄低下、細胞内から細胞外への K⁺の移動により高カリウム血症が生じる。正常な腎臓では、大量の K⁺を排泄することができるため、通常高カリウム血症は生じないが、腎機能が低下してくると K⁺の排泄が不十分となり高カリウム血症のリスクが高まる。また、慢性心不全や高血圧の際に用いるアルドステロン拮抗薬（ミネラルコルチコイド受容体 (MR) 拮抗薬）やアンジオテンシンⅡ受容体拮抗薬（ARB）、アンジオテンシン変換酵素 (ACE) 阻害薬などの使用時は、アルドステロン作用が減弱するため、高カリウム血症を起こしやすくする。細胞が崩壊するような状態（火傷、外傷、横紋筋融解症、腫瘍崩壊、内出血など）やアシドーシス（腎不全）、相対的なインスリン不足などによって高カリウム血症が生じる。交感神経β受容体遮断薬なども高カリウム血症のリスクとなる（図 11-4）（表 11-1）[3) 4) 5)]。

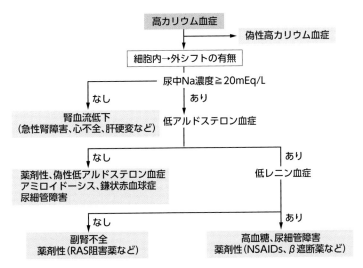

図 11-4 高カリウム血症の診断アルゴリズム（文献 4）より作成）

表 11-1　高カリウム血症を起こす可能性のある薬剤（文献 5）より作成

細胞内外のKバランス異常
1）細胞内へのK取り込み抑制
　　　　β遮断薬、ジギタリス中毒
2）細胞内から細胞外へのK移動促進
　　　　陽性荷電のアミノ酸静脈投与、マンニトール、スキサメトニウム（サクシニルコリン）、ベラパミル

腎からのK$^+$排泄低下
1）アルドステロン分泌抑制が主因であるもの
　　　　アンジオテンシン変換酵素阻害薬
　　　　アンジオテンシン受容体拮抗薬
　　　　直接的レニン阻害薬
　　　　カルシニューリン阻害薬（アルドステロン合成抑制、Na-K-ATPase 活性抑制）
　　　　ヘパリン
2）鉱質コルチコイド受容体阻害によるアルドステロン作用減弱
　　　　アルドステロン受容体拮抗薬（エプレレノン）
3）上皮性 Na チャネル阻害によるアルドステロン作用減弱
　　　　カリウム保持性利尿薬（スピロノラクトン、アミロライド）
　　　　トリメトプリム（ST 合剤）、ペンタミジン

K負荷増加が主因であるもの
　　　　K含有製剤（ペニシリンGカリウム塩）

2）高カリウム血症の症状

　K 値異常に伴い、筋肉や神経の働きに影響が生じる。筋力低下、手足のしびれ、下痢などが生じることはあるが、無症状の人も多い。臨床的には、高カリウム血症に伴う房室ブロックや徐脈、または致死的な不整脈・心停止を起こすことがあるので、特に心臓に注意した管理が必要である[3]。

3）高カリウム血症の治療

　治療は、高カリウム血症の程度と症状による緊急度により異なる。心電図異常や臨床症状を伴うなど緊急性がある場合はカルシウム製剤の静注、グルコース・インスリン療法、β_2 刺激薬の吸入を速やかに行う（表 11-2）。慢性的な場合で、緊急性がない場合には食事療法、また高カリウム血症を起こしやすい薬剤の減量・中止を検討する。さらにループ利尿薬や陽イオン交換化合物（表 11-3）の内服を行う。ジルコニウムシクロケイ酸ナトリウム水和物は、ポリスチレンスルホン酸と比較して、①より高い K 選択性があり 1 日 1 回内服で良い、②非ポリマー性で膨張しづらく腸閉塞・便秘患者に使用しやすい、③無味無臭で嚥下時の灼熱感もなく、飲みづらさがない。このような利点を有している[3][4][6]。

表 11-2　高カリウム血症の治療（文献 4）より作成

薬物	発現時間	持続時間	K低下作用	作用機序	注意点
10%グルコン酸カルシウム	数分	30～60 分	－	心筋保護	急速投与で不整脈
グルコース・インスリン療法	15 分	数時間	0.7～1mEq/L	Kの細胞内への移行	低血糖
β_2刺激薬吸入	30 分	数時間	0.5～1mEq/L	Kの細胞内への移行	頻脈（虚血性心疾患では禁忌）
陽イオン交換樹脂	30～60 分	数時間	様々	Kと陽イオン交換	消化管障害
利尿薬	60 分	数時間	様々	尿中K排泄増加	脱水

薬物	発現時間	持続時間	K低下作用	作用機序	注意点
血液透析	30分	透析時間に応じて	様々	血液中からの除去	透析後に細胞内→外へのK移行でのリバウンド

表11-3　陽イオン交換化合物（カリウム抑制薬）一覧（各薬剤の添付文書より作成）

一般名	主な商品名	通常の成人の用法・用量
ポリスチレンスルホン酸ナトリウム	ケイキサレート®散 ポリスチレンスルホン酸Na「フソー」原末	【内服】1日量30gを2〜3回に分け、その1回量を水50〜150mLに懸濁し、経口投与する。 【注腸】1回30gを水または2%メチルセルロース溶液100mLに懸濁して注腸する。
	ケイキサレート®ドライシロップ76%	1日量39.24g（ポリスチレンスルホン酸ナトリウムとして1日量30g）を2〜3回に分け、その1回量 を水50〜150mLに懸濁し、経口投与する。
ポリスチレンスルホン酸カルシウム	カリメート®散 ポリスチレンスルホン酸Ca「NP」原末 ポリスチレンスルホン酸Ca「杏林」原末 ポリスチレンスルホン酸Ca「フソー」原末	【内服】1日15〜30gを2〜3回に分け、その1回量を水30〜50mLに懸濁し、経口投与する。 【注腸】1回30gを水または2%メチルセルロース溶液100mLに懸濁して注腸する。体温程度に加温した懸濁液を注腸し30分から1時間腸管内に放置する。液がもれてくるようであれば枕で臀部挙上するか、或いはしばらくの間膝胸位をとらせる。水または2%メチルセルロース溶液にかえて5%ブドウ糖液を用いてもよい。
	ポリスチレンスルホン酸Ca散96.7%分包5.17g〈ハチ〉	1日15.51〜31.02g（ポリスチレンスルホン酸カルシウムとして15〜30g）を2〜3回にわけ、その1回量を水30〜50mLを用いて経口投与する。
	カリメート®ドライシロップ92.59%	1日16.2〜32.4g（ポリスチレンスルホン酸カルシウムとして15〜30g）を2〜3回に分け、その1回量を水30〜50mLに懸濁し、経口投与する。
	ポリスチレンスルホン酸Ca顆粒89.29%分包5.6g「三和」	1日16.80〜33.60g（ポリスチレンスルホン酸カルシウムとして15〜30g）を2〜3回にわけ、その1回量を水30〜50mLを用いて経口投与する。
	カリメート®経口液20% ポリスチレンスルホン酸Ca経口ゼリー20%分包25g「三和」	1日75〜150g（ポリスチレンスルホン酸カルシウムとして15〜30g）を2〜3回に分け、経口投与する。
ジルコニウムシクロケイ酸ナトリウム水和物	ロケルマ®懸濁用散分包5g/分包10g	開始用量として1回10gを水で懸濁して1日3回、2日間経口投与する。なお、血清カリウム値や患者の状態に応じて、最長3日間まで経口投与できる。以後は、1回5gを水で懸濁して1日1回経口投与する。なお、血清カリウム値や患者の状態に応じて適宜増減するが、最高用量は1日1回15gまでとする。血液透析施行中の場合には、通常、1回5gを水で懸濁して非透析日に1日1回経口投与する。なお、最大透析間隔後の透析前の血清カリウム値や患者の状態に応じて適宜増減するが、最高用量は1日1回15gまでとする。

参考文献　1）礒部邦彌、カリウム抑制薬、透析ケア、17(11)：1076-1081 (2011)

　　　　　2）柴昌行、利尿薬、月刊薬事、59(4)：697-702 (2017)

　　　　　3）平和伸仁、電解質異常－NaとKを中心に、月刊薬事、62(11)：2131-2136 (2020)

　　　　　4）小林知志、他、カリウム代謝異常の鑑別と治療、診断と治療、106(9)：1090-1095 (2018)

　　　　　5）長谷川元、他、低Na血症（SIADH）、低K・高K血症、日本臨床、77、Suppl 4：150-158 (2019)

　　　　　6）佐々木陽典、腎臓、月刊薬事、62(12)：2279-2283 (2020)

POINT

血清カリウム値に影響を与える薬剤を知っておき、高カリウム血症に注意が必要な患者に処方された際は処方の妥当性を確認する。

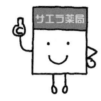

12. 胃ろう患者に対する酸化マグネシウム製剤と整腸剤の選択

―薬剤特性を考慮し、経管チューブの詰まりを回避した事例―

● 基礎情報とエピソード

年齢：75 歳

性別：男性

患者背景：施設に入居中。筋ジストロフィーのため寝たきりであり、胃ろうから薬剤を注入している。

現病歴：筋ジストロフィー、便秘症

介入時考慮した項目：胃ろうの経管チューブの詰まり

薬の管理者：施設内看護師

服用できない剤形：簡易懸濁できない錠剤・カプセル

有害事象：なし

調剤時における注意点：粉砕調剤

処方状況：

介入前			介入後		
薬剤名	用量	用法	薬剤名	用量	用法
ラクトミン・糖化菌配合散	2 g	朝夕食後	酪酸菌（宮入菌）細粒	2 g	朝夕食後
酸化マグネシウム原末	0.4 g	朝夕食後	酸化マグネシウム錠 200mg	2 錠	朝夕食後
モサプリドクエン酸塩散 1%	1.5g	毎食後	モサプリドクエン酸塩散 1%	1.5g	毎食後
アンブロキソール塩酸塩錠 15mg	3 錠	毎食後	アンブロキソール塩酸塩錠 15mg	3 錠	毎食後
経腸成分栄養剤(6-2)液	1200mL	毎食後	経腸成分栄養剤(6-2)液	1200mL	毎食後

服薬コンプライアンス：服薬介助により、胃ろうから投与できている。

プロブレムリスト：#1　下痢、腹痛の症状改善

　　　　　　　　　#2　胃ろうの経管チューブが詰まらない薬剤選択

服薬支援・管理・処方介入の具体的内容

　　患者は便秘症のため、緩下剤である酸化マグネシウム錠を簡易懸濁によって胃ろうから継続投与していた。しかし、下痢、腹痛の訴えがあり、酸化マグネシウムの減量と、整腸剤であるラクトミン・糖化菌配合散が処方追加された。その際、酸化マグネシウムは、錠剤から散剤に剤形が変更された。剤形変更について施設看護師に確認し

たところ、ラクトミン・糖化菌配合散の処方追加に伴い、胃ろうに薬剤を注入する際に、2種の散剤を混合できた方が注入しやすい、との理由から、酸化マグネシウムの剤形が散剤に変更されたとのことであった。しかし、酸化マグネシウム原末は粒子径の大きさとその溶解性によって経管チューブを詰まらせる可能性があり、ラクトミン・糖化菌配合散は温湯に溶かした際にゲル化する可能性があった。

　薬剤師は、現処方では経管チューブが詰まる可能性があることを医師に説明した。さらに、酸化マグネシウムの剤形を原末から錠剤へ、また、ラクトミン・糖化菌配合散を酪酸菌（宮入菌）細粒へそれぞれ変更し、簡易懸濁による投与を提案した結果、その通りに処方変更された。

　医師に疑義照会を行い、経管チューブが詰まる可能性があることを説明し、処方変更の提案を行った。また、施設看護師には処方変更の理由を説明し、酸化マグネシウム錠200mgと酪酸菌（宮入菌）細粒を温湯（55℃）で簡易懸濁し、経管チューブから投与するよう説明し、その後の様子を観察するよう依頼した。

　経管チューブは詰まることなく、問題なく胃ろうに薬剤を注入することができた。また、下痢、腹痛は2日で改善したため、酪酸菌（宮入菌）細粒は処方日数分（7日分）を投与後終了した。酸化マグネシウム錠の用量はそのまま変更せず継続投与することになった。その後、排便コントロールは良好であることを確認した。

● 解説

　酸化マグネシウム製剤には、錠剤（素錠）、散剤（原末）、細粒剤の3つの剤形が存在する。錠剤の粉砕品、原末、細粒剤の3製剤の粒度分布において、粉砕品は原末および細粒剤よりも粒子径が小さく、約37%が106μm以下である（図12-1）[1]。また細粒剤は粒子径151.9μmであり、水に懸濁しにくく経管栄養チューブの閉塞を起こしやすい[2]。酸化マグネシウム錠は懸濁すると、粒子径は細粒剤の約1/3にあたる56.0μmとなり、懸濁性も良く、チューブの通過性も良好で閉塞することがない[2]。

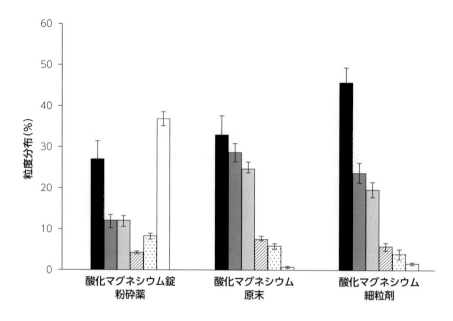

図 12-1　酸化マグネシウム粉末状製剤の粒度分布（文献 1）より作成）

各点は平均±標準偏差を示す。■ >355μm、▦ 250〜355μm、▨ 180〜250μm、
▨ 150〜180μm、▧ 106〜150μm、□ <106μm

　また、ラクトミン・糖化菌配合散（ビオフェルミン®配合散）は、賦形剤としてバレイショ
デンプンを含んでおり[3]、その粘化温度は 55℃〜 66℃である[4]。そのため、簡易懸濁時の温湯
（55℃）に溶かした場合、ゲル化し経管チューブを詰まらせる可能性がある。酪酸菌（宮入菌）
細粒（ミヤ BM®細粒）の賦形剤はトウモロコシデンプンであり[5]、粘化温度は 65℃〜 76℃と
されている[4]。そのため、簡易懸濁時に温湯（55℃）に溶かしてもゲル化しにくい特徴をもつ
（表 12-1）。またバレイショデンプンの膨潤度は体積比 5.9 であり、トウモロコシデンプンの 3.5
と比較して約 1.7 倍膨潤する[4]。

　今回の事例では、薬剤師はラクトミン・糖化菌配合散と酸化マグネシウム原末が胃ろうの
チューブを閉塞させる可能性があることを外部の勉強会で学んだことがあり、その際に代替と
なる薬剤についての情報も得ていた。本件では、薬剤師が主治医に対して、酸化マグネシウム
の剤形を錠剤にして簡易懸濁すること、さらに整腸剤を酪酸菌（宮入菌）細粒（ミヤ BM®細粒）
にすることにより経管チューブを詰まらせることなく薬剤を注入できる旨を説明し、処方変更
に至った。

表 12-1　デンプンの物理的特性（文献 4）より改変して作成）

種類	バレイショ （片栗粉）	トウモロコシ （コーンスターチ）
粒径（μm）	15 ～ 120	6 ～ 30
糊化温度（℃）	55 ～ 66	65 ～ 76
粘度	高い	低い
粘度の安定性	不安定	安定
膨潤度（体積比）	5.9	3.5
糊化後の性状	透明	不透明

● 知識の深掘り

1）簡易懸濁法のポイント[6]

　簡易懸濁法では、55℃の温湯を用いる。その理由としてカプセルが溶け、10 分間放置しても 37℃以下にならず、また数種類の薬剤を除いてほとんどの薬剤が 55℃で安定だからである。薬剤が分解・失活する温度は各薬剤のインタビューフォーム等に記載されているので参考にすると良い。

　また、薬効を示す主薬だけでなく、添加剤にも注意が必要である。デンプンやマクロゴール 6000 などを含有する薬剤は、温湯の温度が高すぎると、崩壊・懸濁時に固まってしまう。このような場合は、温度が少し低くなってから薬剤を入れればスムーズに注入することができる。

2）生菌整腸製剤の簡易懸濁法適応における注意点[7]

　生菌整腸製剤は「生菌」がその薬効の要であり、簡易懸濁法を適応する際に注意すべき点は、温湯が生菌数に与える影響と、添加物であるバレイショデンプンの粘性である。簡易懸濁法で使用する 55℃の温湯での溶解試験において、ビオフェルミン®は 48 時間経過後も製品規格の生菌数を維持していることが確認されている。また、ミヤ BM®は溶解直後から 60 分後まで生菌数に変化はみられない。ミヤ BM®が含有している酪酸菌（宮入菌）は芽胞形成菌である。芽胞形成菌を用いた製剤は温度・湿度に対する安定性が高く、ミヤ BM®が芽胞の形で製剤化されているため、簡易懸濁法において安定である。

　生菌整腸製剤は添加物としてバレイショデンプンかトウモロコシデンプンのいずれかが使用されている（表 12-2）。デンプンは水に懸濁した状態では白濁しているが、加熱することによりデンプンが吸水、膨潤し透明性が向上するとともに、粘性があらわれる。さらに温度が上がれば粘度が高くなる（図 12-2）。デンプンの種類によってその性質は異なり、特にバレイショデンプンは 60℃くらいから粘性があらわれる。ビオフェルミン®配合散はバレイショデンプンが含まれているため、温湯の温度が高くなると粘性があらわれ、経管投与の場合にチューブの閉塞の原因となることがある。一方、トウモロコシデンプンは、90℃以上でようやく粘性をあらわし、その粘度はバレイショデンプンの半分程度である。したがって、トウモロコシデンプンを添加物としている製剤については、55℃の温湯での懸濁に問題はないと考えられる。

表 12-2　生菌整腸製剤の簡易懸濁法への適応（文献 7）より改変して作成）

分類	販売名	剤形	簡易懸濁法	添加物としての デンプンの種類
乳酸菌製剤 （ラクトミン製剤）	ビオフェルミン®配合 散	散剤	適応	バレイショデンプン
乳酸菌製剤 （カゼイ菌）	ビオラクチス®散	散剤	条件付き適応（冷所保存の薬剤 であり、水で懸濁すること）	トウモロコシデンプン
ビフィズス菌製剤	ビオフェルミン®錠剤	素錠	条件付き適応（錠剤に亀裂を入 れる必要あり）	トウモロコシデンプン
	ラックビー®微粒N	散剤	適応	トウモロコシデンプン
	ラックビー®錠	素錠	適応	トウモロコシデンプン
酪酸菌製剤 （宮入菌）	ミヤBM®細粒	散剤	適応	トウモロコシデンプン
	ミヤBM®錠	素錠	適応	トウモロコシデンプン
耐性乳酸菌製剤	ビオフェルミンR®散	散剤	適応	バレイショデンプン
	ビオフェルミンR®錠	素錠	条件付き適応（錠剤に亀裂を入 れる必要あり）	トウモロコシデンプン
	ラックビー®R散	散剤	適応	トウモロコシデンプン
三種（乳酸菌、酪酸菌、 糖化菌）配合製剤 （活性生菌製剤）	ビオスリー®配合散	散剤	適応	バレイショデンプン
	ビオスリー®配合錠	素錠	適応	バレイショデンプン
	ビオスリー®配合OD 錠	口腔内崩壊錠	適応	バレイショデンプン

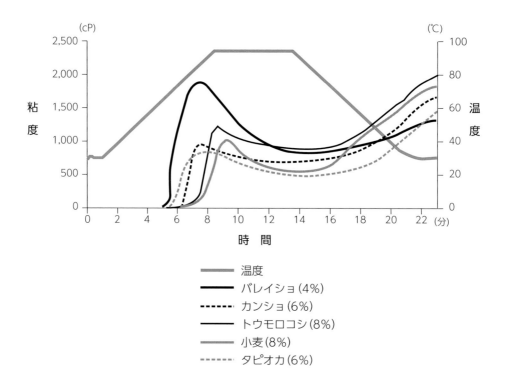

図 12-2　各種デンプンの糊化特性（文献 7）、8）より改変して作成）

参考文献　1) 松尾泰佑、他、一包化保存に適切な酸化マグネシウム粉末状製剤の検討、医療薬学、
45(1)：54-60 (2019)

2) 賀勢泰子、簡易懸濁法の留意点－配合変化を中心に、月刊薬事、48(5)：723-730 (2006)

3) ビオフェルミン®配合散　添付文書

4) 独立行政法人農畜産業振興機構　でん粉の適材適所（2010年1月）https://www.alic.
go.jp/starch/japan/arekore/201001-01.html

5) ミヤBM®細粒　添付文書

6) 倉田なおみ、簡易懸濁法マニュアル、じほう (2017)

7) 岸本真、プロバイオティクス製剤の調剤・保管上の注意点、薬局、68(11)：3469-3476
(2017)

8) 独立行政法人農畜産業振興機構　かんしょでん粉の特性とその利用（2008年7月）
https://www.alic.go.jp/starch/japan/basic/200807-01.html

POINT

胃ろうの患者に薬剤を投与する場合は、溶解性や簡易懸濁による粘度変化に注意し、経管チューブを詰まらせず、問題なく使用できる薬剤であるか確認する。

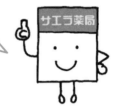

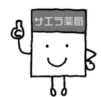

13. 胃ろう患者に対する経腸成分栄養剤の選択
—剤形変更により、嘔吐症状を改善した事例—

● 基礎情報とエピソード

年齢：75歳

性別：女性

患者背景：在宅患者。脳梗塞の発症から嚥下困難となり、胃ろうから経腸成分栄養剤（9－2）
液を2ヶ月間、継続投与している。

現病歴：アテローム血栓性脳梗塞、2型糖尿病、高血圧症

介入時考慮した項目：栄養剤の胃ろうへの投与後の嘔吐、薬剤変更による改善策

薬の管理者：家族

服用できない剤形：簡易懸濁できない錠剤・カプセル

有害事象：なし

調剤時における注意点：一包化　粉砕調剤

処方状況：

介入前			介入後		
薬剤名	用量	用法	薬剤名	用量	用法
経腸成分栄養剤(9−2)液	1200mL	1日3回 朝昼夕	経腸成分栄養剤(9−2)半固形剤	1200g	1日3回 朝昼夕
アムロジピンベシル酸塩口腔内崩壊錠5mg	1錠	朝食後	アムロジピンベシル酸塩口腔内崩壊錠5mg	1錠	朝食後
メトホルミン塩酸塩錠250mg	4錠	朝夕食後	メトホルミン塩酸塩錠250mg	4錠	朝夕食後
クロピドグレル硫酸塩錠75mg	1錠	朝食後	クロピドグレル硫酸塩錠75mg	1錠	朝食後
ファモチジン口腔内崩壊錠10mg	1錠	朝食後	ファモチジン口腔内崩壊錠10mg	1錠	朝食後
ドネペジル塩酸塩錠10mg	1錠	朝食後	ドネペジル塩酸塩錠10mg	1錠	朝食後
インスリンアスパルト（遺伝子組換え）キット	朝6単位、昼6単位、夕6単位		インスリンアスパルト（遺伝子組換え）キット	朝6単位、昼6単位、夕6単位	
インスリン グラルギン（遺伝子組換え）	寝る前10単位		インスリン グラルギン（遺伝子組換え）	寝る前10単位	

服薬コンプライアンス：服薬介助により、胃ろうから投与はできている。

プロブレムリスト：#1　栄養剤の胃ろうへの投与後の嘔吐

　　　　　　　　　#2　栄養剤の変更による改善

　患者は、脳梗塞発症後、嚥下困難となり、胃ろうから経腸成分栄養剤（9－2）液を継続投与していた。当初は問題なく使用していたが、家族から、「3日前から経腸成分栄養剤（9－2）液を投与後に嘔吐するようになった」と薬局に連絡があった。処方医と相談した結果、胃内への流入量に注意しながら嘔吐の状況を見ていくこととなった。翌日、家族に嘔吐の状況を確認したところ、改善されていなかった。薬剤師は、現在使用している液剤よりも半固形剤のほうが胃内に貯留しやすく、胃から食道への逆流を防ぎ嘔吐が改善するのではないかと考えた。そこで、医師に嘔吐が改善されていない旨を報告し、経腸成分栄養剤（9－2）半固形剤への処方変更を提案したところ、その通りに処方変更された。

他職種との連携

　医師に、患者の嘔吐の状況について、家族から聞き取りした内容を報告し、処方変更の提案を行った。また、訪問看護師に処方変更の理由を説明し、家族への投与方法の指導と、投与後の嘔吐状況の確認を依頼した。

介入結果

　経腸成分栄養剤（9－2）半固形剤に変更した翌日、家族に確認したところ、嘔吐は改善していた。その後も投与後の嘔吐はなく、継続使用できている。

● **解説**

　経腸栄養施行期間中は、悪心・嘔吐、腹部膨満、腹痛などの消化器系合併症が発現することがある。これには、経腸栄養剤の投与速度、投与中の体位、胃内残留量などが深く関わっているとされる。さらにこれらの消化器系合併症は、逆流、誤嚥などといった重篤な合併症が発生する可能性を示唆する徴候であり、発生する前に予防することが重要である[1]。また、下痢は発現する頻度が高く、その原因の中には経腸栄養剤の特徴（例えば、食物繊維や乳糖含有の有無、成分栄養剤などの高浸透圧性経腸栄養剤など）や投与する栄養剤の温度、投与速度などといった投与方法に関連したものもある[1]。

　経腸成分栄養剤（9－2）液の添付文書[2]には、「一般に高齢者では生理機能が低下しているので、投与量、投与濃度、投与速度に注意して投与すること。」と記載されている。特に高齢者では胃食道逆流、悪心・嘔吐、腹部膨満、腹痛、下痢、ダンピング症状（頻脈、低血圧）などを生じることがある[3]。今回対応した薬剤師は、胃ろう患者の在宅対応を行うことが多く、経腸成分栄養剤（9－2）半固形剤と経腸成分栄養剤（9－2）液の違いや、どのような患者に向いているのかを調べ、十分な知識を得ていた。

半固形経腸栄養剤は、液体と固体の両方の性質を併せ持ち、粘度が増加するほど粘性摩擦力が大きくなるため、栄養剤の噴門部通過性が低下し胃食道逆流が軽減する。また、胃の蠕動運動により栄養剤と胃壁の間に粘性摩擦力が生じることから、液体に比べ蠕動運動に乗りやすいとされている。さらに、短時間で一気に胃内に圧入することにより胃上部の伸展拡張が得られ、ガストリンをはじめ消化管ホルモンが分泌され、経口摂取をしたごとく生理的な蠕動運動を誘発する効果も報告されている[4]。これらのことより、半固形経腸栄養剤は、液体経腸栄養剤で起こり得る悪心・嘔吐、腹部膨満、腹痛などの消化器系合併症を予防できると考えられる。

　今回の事例では、経腸成分栄養剤（9－2）液から経腸成分栄養剤（9－2）半固形剤への処方変更を提案したことにより、嘔吐が改善された。

● 知識の深掘り

1）液体経腸栄養剤による胃ろう栄養法における問題点

　液体経腸栄養剤による胃ろう栄養法では、機械的合併症（誤嚥性肺炎、ろう孔周囲の漏れなど）や消化管合併症（下痢、腹痛、悪心・嘔吐など）、代謝性合併症（脱水、水分過剰、高血糖、電解質異常など）が知られており、特に重篤な合併症である胃食道逆流による誤嚥性肺炎は 10 ～ 20%に出現しているとされる。その対策として、①注入量や注入速度の調節、②体位の配慮、③胃蠕動運動促進剤の投与、④胃酸分泌物の制限、⑤胃食道逆流を助長する薬剤の中止、⑥咳反射の増強、⑦口腔内の清潔の維持、などがあるが、合併症を完全に防止することは困難である。たとえば、胃食道逆流のリスクのある患者に経腸栄養を安全に行うために、できるだけ緩徐に 30 度の座位で液体経腸栄養剤を注入する場合、一日の大半をベッド上で過ごすことを余儀なくされ、リハビリテーションや ADL の時間がとれなくなってしまうという課題もある[5]。

2）半固形経腸栄養剤について

　半固形経腸栄養は、医療現場でその有効性が認められ、平成 30（2018）年度診療報酬改定で、半固形経腸栄養に関する在宅管理料が保険収載された。2014 年、医薬品として最初の半固形製品「ラコール®NF 配合経腸用半固形剤」（大塚製薬工場）の発売を機に、医薬品を念頭に置いた指導管理料として、日本臨床栄養代謝学会（旧日本静脈経腸栄養学会）が主学会となって中央社会保険医療協議会での医療技術評価を受けて制度化された。ラコール®NF 配合経腸用半固形剤発売前には、液体の経腸栄養剤に添加物を加え半固形状に調製した経腸栄養剤を胃ろうカテーテルから投与する方法が行われていた。現在では、胃ろうからの投与を前提とした半固形状のさまざまな栄養製品（表 13-1）も普及してきており、医療現場で介護者や医療従事者が調製する機会は減り、現場の業務負担軽減につながっている[6]。さらに、半固形経腸栄養剤の注入は、液体の経腸栄養剤と比較し短時間での投与が可能であるため、患者の拘束時間を短縮し、リハビリテーション等の時間を確保することができるようになった[4]。

表13-1 主な市販の半固形状栄養製品（食品）および栄養剤（医薬品）
（文献6）、各メーカーホームページより作成）

区分	商品名	メーカー	増粘剤・ゲル化剤	濃度	1包装当たりのエネルギー	粘度（mPa・s(cP)）表示	測定条件
食品	アイソカルサポート®ソフト	ネスレ日本	グァーガム分解物、ペクチン、寒天	1.5kcal/mL	300kcal/200mL 400kcal/267mL	—	—
	アイソカル®セミソリッド サポート	ネスレ日本	グァーガム分解物、ペクチン、寒天	2kcal/mL	400kcal/200mL 500kcal/250mL	—	—
	アクトエールアクア	クリニコ	寒天、増粘多糖類	300:0.75kcal/g 400:1kcal/g	300kcal/400g 400kcal/400g	20,000	6rpm,20℃
	アクトスルー	クリニコ	寒天、増粘多糖類	1.8kcal/g	300kcal/167g 400kcal/222g	10,000 5,000	6rpm,20℃ 12rpm,20℃
	カームソリッド	ニュートリー	加工デンプン、グァーガム分解物、増粘多糖類	300:0.75kcal/mL 400:1kcal/mL 500:1.25kcal/mL	300:300kcal/400mL 400:400kcal/400mL 500:500kcal/400mL	20,000 10,000	6rpm,20℃ 12rpm,20℃
	テルミール™ソフト	テルモ	寒天、ペクチン	1.5kcal/g	300kcal/200g	20,000	6rpm,25℃
	テルミール™ソフトM	テルモ	寒天、ペクチン	1.6kcal/g	200kcal/125g	20,000	6rpm,25℃
	ハイネ®ゼリー	大塚製薬工場	寒天、グァーガム分解物	1kcal/g	300kcal/300g	24,000 12,000 6,000	3rpm,20℃ 6rpm,20℃ 12rpm,20℃
	ハイネ®ゼリーアクア	大塚製薬工場	寒天、グァーガム分解物	0.8kcal/g	200kcal/250g	24,000 12,000 6,000	3rpm,20℃ 6rpm,20℃ 12rpm,20℃
	PGソフト™	テルモ	大豆タンパク、寒天、ペクチン	1.5kcal/g	300kcal/200g 400kcal/267g	20,000	6rpm,25℃
	PGソフトエース™	テルモ	食物繊維、寒天、加工デンプン	0.75kcal/g	300kcal/400g 400kcal/533g	20,000	6rpm,25℃
	PGソフトエース™MP	テルモ	大豆食物繊維、寒天、グァーガム分解物、加工デンプン	0.75kcal/g	300kcal/400g 400kcal/533g	20,000	6rpm,25℃
	マーメッドプラス™*	テルモ	アルギン酸Na、大豆タンパク	0.75kcal/mL	300kcal/400mL 400kcal/533mL	—	—
	マーメッド®ワン*	テルモ	アルギン酸Na、大豆タンパク	1kcal/mL	300kcal/300mL 400kcal/400mL 500kcal/500mL	—	—
	明治メイグッド®	明治	寒天、増粘多糖類	300K:1kcal/mL 400K:1.28kcal/mL	300K:300kcal/300mL 400K:400kcal/312mL	10,000〜30,000	1sec⁻¹,20℃
	メディエフ®プッシュケア®2.5	ネスレ日本	食物繊維（ガラクトマンナン）	2.5kcal/g	300kcal/120g 400kcal/160g	—	—
	ラクフィール	クリニコ	グァーガム分解物、寒天、増粘多糖類	1.5kcal/g	300kcal/200g 400kcal/267g 500kcal/333g	10,000	6rpm,20℃
	リカバリーニュートリート®	ニュートリー	グァーガム分解物、増粘多糖類	1.5kcal/g	300kcal/200g 400kcal/267g	5,000	12rpm,20℃
医薬品	ラコール®NF配合経腸用半固形剤	大塚製薬工場	アルギン酸、寒天	1kcal/g	300kcal/300g	15,041〜20,417 6,500〜12,500	6rpm,20℃ 12rpm,20℃

—；記載なし

＊；pHの低下により、液体から半固形状に変化する

参考文献　1）日本静脈経腸栄養学会、静脈経腸栄養ガイドライン 第3版、照林社（2013）

2）ラコール®NF配合経腸用液　添付文書

3）小岡亜希子、他、療養病床において経管栄養を受ける高齢者の排便の実態と下痢に関連する要因、老年看護学、20(2)：83-91（2016）

4）須藤英一、胃瘻は高齢者肺炎の予防になりますか？、Geriat Med, 52(11)：1347-1353 (2014)

5）合田文則、半固形化栄養剤（食品）による胃瘻からの短時間注入法、臨床栄養、106(6)： 757-762 (2005)

6）飯島正平、半固形栄養の現状と課題、臨床栄養、136(2)：170-179 (2020)

7）飯島正平、他、半固形栄養における形状機能の科学的評価についての課題と検証、日本静脈経腸栄養学会雑誌、33(1)：595-601 (2018)

POINT ①

胃ろう患者に液体経腸栄養剤を投与する際は、機械的合併症、消化管合併症、代謝性合併症が発現する可能性があることを知っておく。

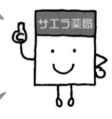

POINT ②

半固形経腸栄養剤は、消化器系合併症を予防でき、投与時間を短縮できる。

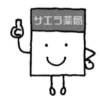

サエラ薬局

14. 亜鉛華単軟膏とステロイド軟膏の混合

―混合使用から重ね塗りへ変更したことにより、ステロイド成分の含量低下を回避した事例―

● 基礎情報とエピソード

年齢：24歳

性別：女性

患者背景：半年前から、頸部と胸部に、痒みと湿疹の症状を繰り返していたが、治療はしていなかった。様子を見ていたが、改善されないため皮膚科を受診したところ、アトピー性皮膚炎と診断された。

現病歴：アトピー性皮膚炎

介入時考慮した項目：外用剤の混合によるステロイド成分の含量低下

薬の管理者：本人

服用できない剤形：なし

有害事象：なし

調剤時における注意点：なし

処方状況：

介入前			介入後		
薬剤名	用量	用法	薬剤名	用量	用法
亜鉛華単軟膏　20g デキサメタゾン吉草酸エステル軟膏0.12% 20g混合		1日2回 胸に塗布	亜鉛華単軟膏　20g		1日2回 胸に塗布 （上塗り）
			デキサメタゾン吉草酸エステル軟膏0.12% 20g		1日2回 胸に塗布 （下塗り）

服薬コンプライアンス：初回使用

プロブレムリスト：#1　軟膏の混合調剤によるステロイド成分の含量低下

#2　重ね塗りによる、アドヒアランスと治療効果

服薬支援・管理・処方介入の具体的内容

　　新規で来局した患者であり、初回問診からアトピー性皮膚炎と診断されたことがわかった。今回の処方は、亜鉛華単軟膏とデキサメタゾン吉草酸エステル軟膏であり、混合の指示があった。薬剤師は、過去に混合したことがない処方であったため、混合の可否について配合変化ハンドブック[1] で調べたところ、亜鉛華単軟膏とデキサメタゾン吉草酸エステル軟膏を混合した場合、2週間でデキサメタゾン吉草酸エステル軟

膏の含量が 89.4％まで低下することがわかった。また、患者の次回受診日は 1 ヶ月後であった。処方医に、混合することによってデキサメタゾン吉草酸エステル軟膏の含量が低下することを電話にて伝え処方検討を依頼した。その結果、薬剤は変更せず、2 種を混合しないで重ね塗りをすることになった。

他職種との連携

処方医に対して、混合による含量低下と、次回受診日までの日数から、混合することは不適であることを伝えた。薬剤を変更するか、重ね塗りをするか、検討を依頼した結果、今回は、デキサメタゾン吉草酸エステル軟膏を下塗りした後に、亜鉛華単軟膏を上塗りするよう指示があった。

介入結果

患者には、服薬指導の際に、重ね塗りの方法を説明し、薬を交付した。1 ヶ月後も同様の処方であり、問題なく重ね塗りができていることを確認した。皮膚症状も改善傾向であった。

● 解説

コンプライアンスの向上を目的として、軟膏・クリームを混合する処方が出ることがある。薬剤によっては基剤や剤形の組合せの問題により含量の低下や分離を起こすことがある。亜鉛華単軟膏とデキサメタゾン吉草酸エステル軟膏（ボアラ®軟膏）を 1：1 で混合した場合、2 週間でボアラ®軟膏の含量が 89.4％に低下し[1] [2]、4 週間で 87.3％に、8 週間で 71.4％に低下する[2] ため、長期保管した場合に効果が減弱する可能性がある。

今回の事例では、2 剤を混合することによりデキサメタゾン吉草酸エステル軟膏の含量低下の可能性があるため疑義照会を行った結果、混合の指示が取り消され、重ね塗りの指示に変更となった。

表 14-1 ボアラ®軟膏の亜鉛華単軟膏混合後の残存率の経日変化
（文献 2）より改変して作成）

混合比		混合後の経過週					
ボアラ®軟膏	亜鉛華単軟膏	2	4	8	16	24	32
1	1	89.4	87.3	71.4	46.9	30.5	20.1
1	2	82.1	69.3	43.6	26.4	12.3	< 10
1	3	80.1	61.2	40.4	22.0	< 10	－

30℃で保存、残存率（％）で表示

● 知識の深掘り

1）亜鉛華単軟膏について

① 亜鉛華単軟膏の組成

亜鉛華単軟膏は、酸化亜鉛（亜鉛華）10％と単軟膏（ミツロウ＋植物油基剤）からなる。植物油基剤としてダイズ油が使用されている。

② 亜鉛華単軟膏の特徴

亜鉛華軟膏の特徴は以下の通りである[3]。

- 酸化亜鉛を外用で使用すると皮膚のたん白質に結合または吸着して不溶性の沈殿物や被膜を形成し、収れん、消炎、保護並びに緩和な防腐作用をあらわす。また、毛細血管の透過性を減少させ、血漿の滲出や白血球の遊出を抑制するので炎症を抑える（抗炎症作用）とともに、創面または潰瘍面などを乾燥させる。
- 基剤として用いられている単軟膏は皮膚への浸透性は低いが、密着性が良く、患部の被覆保護作用が強い。
- 浸出液はほとんど吸収しない。
- 過敏症状や皮膚に発疹や刺激感等があらわれることがある。

2）デキサメタゾン吉草酸エステル軟膏について

デキサメタゾン吉草酸エステル軟膏として販売されている製剤は、2021年5月の調査時点でボアラ®軟膏0.12％のみである。デキサメタゾン吉草酸エステルはステロイド外用薬のランクでストロング（Ⅲ群）に属する[4]。

3）亜鉛華単軟膏とステロイド軟膏の混合後の変化について

亜鉛華単軟膏とステロイド軟膏の混合後の変化について、以前の報告[2]では、

- 5℃および30℃で32週間保存した場合にいずれも外観上の変化はみられず、混和性も良好であった。
- 5℃での保存時では、32週間でのステロイドの残存率の低下は最大10％であり、ほとんどの薬剤で低下はみられなかった。
- 30℃での保存時では、フルコート®軟膏、ロコイド®軟膏、トプシム®軟膏、ボアラ®軟膏、マイザー®軟膏との混合で不安定であった。
- 30℃での保存時では、デルモベート®軟膏、キンダベート®軟膏、ネリゾナ®軟膏、アルメタ®軟膏、リドメックス®軟膏、メサデルム®軟膏、リンデロン®DP軟膏との混合で非常に安定であった。

以上より、亜鉛華単軟膏とステロイド軟膏を混合した場合に残存率が低下する薬剤がある。その場合には調剤時に薬剤を混合せずに別剤でお渡しし、患者自身に重ね塗りをしてもらう必

要がある。コンプライアンスが低下するおそれがあるため、今回のボアラ®軟膏の場合は、ス
テロイド外用薬のランクでストロング（Ⅲ群）に属するメサデルム®軟膏[4] への代替提案をし
て混合することも手段の一つとして考えられる。

参考文献　1) 軟膏・クリーム配合変化ハンドブック（第2版）、じほう (2015)
　　　　　2) 大石輝雄、他、軟膏剤の配合変化（第8報）市販副腎ステロイド軟膏と亜鉛華軟膏混合製
　　　　　　 剤の経日変化、日本病院薬剤師会雑誌、28(2)：183-188 (1992)
　　　　　3) 亜鉛華 (10%) 単軟膏「ニッコー」 インタビューフォーム
　　　　　4) 日本皮膚科学会、アトピー性皮膚炎診療ガイドライン 2018、日本皮膚科学会雑誌、
　　　　　　 128(12)：2431-2502 (2018)

POINT

軟膏を混合する際は、配合変化による残存率と、次の受診までの
期間を考慮し、必要に応じて「重ね塗り」や「他剤への変更」を検討する。

サエラ薬局

15. バルプロ酸ナトリウム徐放錠 A とバルプロ酸ナトリウム徐放錠 B の徐放性の違い

―同一成分を含有する徐放性製剤の違いについて考慮し、血中濃度への影響を回避した事例―

● 基礎情報とエピソード

年齢：64 歳

性別：女性

患者背景：抗てんかん剤を長年服用している。A 病院でバルプロ酸ナトリウム徐放錠 B（セレニカ®R 錠）200mg 2 錠／朝食後が処方され、継続服用していた。引っ越しに伴い、B クリニックに転院し、今回、新規で来局した。

現病歴：てんかん　高血圧症　不眠症　脳梗塞 (既往歴)

介入時考慮した項目：同一成分を含有する徐放性製剤間の徐放性の違い

薬の管理者：本人

服用できない剤形：なし

有害事象：なし

調剤時における注意点：なし

処方状況：

介入前			介入後		
薬剤名	用量	用法	薬剤名	用量	用法
バルプロ酸ナトリウム徐放錠A200mg（デパケン®R錠200mg）	2錠	朝食後	バルプロ酸ナトリウム徐放錠B200mg（セレニカ®R錠200mg）	2錠	朝食後
ベニジピン塩酸塩錠4mg	1錠	朝食後	ベニジピン塩酸塩錠4mg	1錠	朝食後
クロピドグレル硫酸塩錠75mg	1錠	朝食後	クロピドグレル硫酸塩錠75mg	1錠	朝食後
ファモチジン口腔内崩壊錠20mg	1錠	朝食後	ファモチジン口腔内崩壊錠20mg	1錠	朝食後
ゾルピデム酒石酸塩錠5mg	1錠	就寝前	ゾルピデム酒石酸塩錠5mg	1錠	就寝前

服薬コンプライアンス：良好

プロブレムリスト：#1　てんかん発作の発現状況

#2　徐放性が違う薬剤に変更することによる血中濃度変化のリスク

　患者は引っ越しに伴い、A 病院から B クリニックに転院した。新規で来局した患者であったため、初回問診を行うとともに、お薬手帳から今までの服用歴を確認したところ、バルプロ酸ナトリウム徐放錠 B 200mg を 2 錠／朝食後で継続服用していることが確認できた。また、患者に聞き取りを行ったところ、発作状況は安定しており、薬剤の変更は聞いていないとのことだった。

　今回、B クリニックでバルプロ酸ナトリウム徐放錠 A 200mg 2 錠／朝食後が処方された。バルプロ酸ナトリウム徐放錠 B 200mg から変更となっていたが、用法用量は今までと同じであった。いずれも同一成分の徐放性製剤ではあるが、徐放性の違いから、薬剤の変更により血中濃度に影響を及ぼすことが懸念された。

　薬剤師は、処方医に今まではバルプロ酸ナトリウム徐放錠 B を服用しており発作状況は安定していること、またバルプロ酸ナトリウム徐放錠 A は同一成分ではあるが徐放性に違いがあるため、薬剤変更によって血中濃度が変化する可能性について説明した。その結果、以前から使用しているバルプロ酸ナトリウム徐放錠 B に処方変更となった。

他職種との連携

　お薬手帳に、今まで利用していた薬局の調剤情報が漏れなく記載されており、服用歴を確認することができた。処方医に、服用歴の確認、発作状況、薬剤変更による血中濃度の変化について説明し、以前から服用している処方の継続となった。

介入結果

　バルプロ酸ナトリウム徐放錠 B を今までと同じ用法用量で継続服用することになった。その後、てんかんの発作は特に起きておらず、服薬コンプライアンスも良好であり、継続服用している。

● 解説

　デパケン®R 錠およびセレニカ®R 錠の添付文書に記載されている用法は、各々 1 日 1 ～ 2 回[1]および 1 日 1 回[2] である（表 15-1）。いずれも徐放錠であるが、1 日の服用回数が異なる。各薬剤の断面図を見ると、デパケン®R 錠では成分のバルプロ酸がマトリックス構造の核を通過し、さらに徐放性被膜を通過するのに対し、セレニカ®R 錠では成分のバルプロ酸が内核から二重の被膜を通過して放出される（図 15-1）[3]。

表 15-1　デパケン®R錠200mgおよびセレニカ®R錠200mgの概要（各添付文書より作成）

販売名		デパケン®R錠200mg	セレニカ®R錠200mg
一般名		バルプロ酸ナトリウム徐放錠A	バルプロ酸ナトリウム徐放錠B
添加物		カルナウバロウ、酸化チタン、ステアリン酸マグネシウム、ゼラチン、沈降炭酸カルシウム、低置換度ヒドロキシプロピルセルロース、白色セラック、白糖、ヒドロキシプロピルセルロース、ポリオキシエチレン（105）ポリオキシプロピレン（5）グリコール、メタケイ酸アルミン酸マグネシウム、その他4成分	エチルセルロース、軽質無水ケイ酸、ステアリン酸Ca、メタクリル酸コポリマーL、クエン酸トリエチル、カルナウバロウ
性状	直径（mm）	10.6	9.2
	厚さ（mm）	6.6	5.0
	重量（g）	0.52	0.25
	性状	白色の糖衣錠（徐放錠）	白色のフィルムコーティング錠（徐放錠）
効能・効果、用法・用量	各種てんかんおよびてんかんに伴う性格行動障害の治療	400～1,200mgを1日1～2回に分けて経口投与	400～1,200mgを1日1回経口投与
	躁病および躁うつ病の躁状態の治療	400～1,200mgを1日1～2回に分けて経口投与	400～1,200mgを1日1回経口投与
	片頭痛発作の発症抑制	400～800mgを1日1～2回に分けて経口投与、1日1,000mgまで	400～800mgを1日1回経口投与、1日1,000mgまで
一包化		可	不可
粉砕		不可	不可
吸湿への注意		無	有
残渣の糞便中排泄		有	有

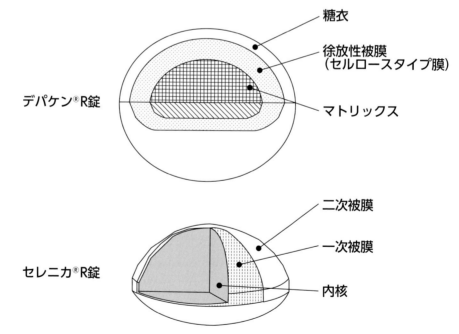

図15-1 デパケン®R錠およびセレニカ®R錠の断面図（文献3）より改変して作成）

デパケン®R 錠およびセレニカ®R 錠を 1 日 1 回 4 週間以上投与した時、朝の投与直前（0 時間）および 24 時間のバルプロ酸の血中濃度はセレニカ®R 錠の方が有意に高かった。8 時間時のバルプロ酸の血中濃度は、デパケン®R 錠の方が有意に高かった[3]（図 15-2）。薬物動態パラメーターの解析結果において、セレニカ®R 錠の Lag time（吸収待ち時間：投与後血中に薬物が検出されるまでの時間）および Tmax（最高血中濃度到達時間）はデパケン®R 錠の治療中よりも有意に遅かった[3]（表 15-2）。これは図 15-1 に示した徐放錠の徐放が異なるメカニズムで起こることに起因すると考えられる。したがって、バルプロ酸ナトリウム徐放錠の処方では、別の薬に切り替える場合、血中濃度の推移に差がないかを確認する必要がある。てんかん発作治療におけるバルプロ酸をはじめとする抗てんかん薬は TDM の対象であり、治療域が限定され、少量の変化で発作の再発や副作用の発生が懸念される。

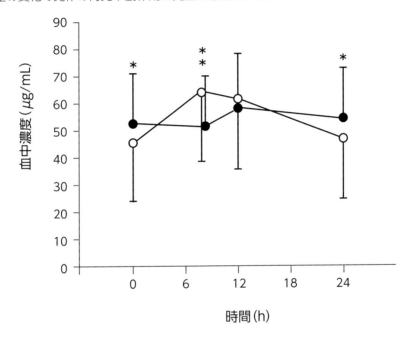

図 15-2 デパケン®R 錠 200mg およびセレニカ®R 錠 200mg の反復経口投与後の定常状態での血中濃度－時間曲線（文献 3）より改変して作成）

○；デパケン®R 錠 200mg、●；セレニカ®R 錠 200mg
エラーバーは標準偏差（S.D.）を示す
＊；P＜0.05、＊＊；P＜0.01

表15-2　デパケン®R錠200mgおよびセレニカ®R錠200mgの反復投与時の薬物速度論的パラメーター（文献3）より改変して作成）

パラメーター	デパケン®R錠200mg	セレニカ®R錠200mg	P
Vd/F （L）	5.45 ± 0.59	7.22 ± 2.14	< 0.01
Ka （l/h）	0.092 ± 0.063	0.068 ± 0.026	< 0.05
Kel （l/h）	0.075 ± 0.022	0.073 ± 0.026	N.S.
Lag time （h）	1.3 ± 1.4	6.8 ± 1.6	< 0.001
AUC （h・μg/mL）	1334 ± 531	1305 ± 467	N.S.
CL/F （L/h）	0.50 ± 0.32	0.49 ± 0.26	N.S.
T_{max} （h）	9.4 ± 2.2	15.8 ± 2.1	< 0.001
C_{max} （μg/mL）	43 ± 23	46 ± 19	N.S.
Css_{max} （μg/mL）	65 ± 20	60 ± 20	N.S.
Css_{min} （μg/mL）	35 ± 12	31 ± 11	N.S.

平均（mean）±標準偏差（S.D.）、n=24

Vd/F；見かけの分布容積
Ka；吸収速度定数
Kel；消失速度定数
Lag time；吸収待ち時間（投与後血中に薬物が検出されるまでの時間）
AUC；血中濃度曲線下面積
CL/F；見かけの総クリアランス
T_{max}；最高血中濃度到達時間
C_{max}；最高血中濃度
Css_{max}；定常状態での最高血中濃度
Css_{min}；定常状態でのトラフ濃度
N.S.：not significant（非有意）

　今回の事例で処方鑑査した薬剤師は、以前から同一成分の薬剤について用法用量の違いを調べていた。デパケン®R錠とセレニカ®R錠の違いについても知っていたため、疑義照会につながった。両剤の製剤および血中濃度推移の違いについて医師に伝えた結果、長年継続服用していたセレニカ®R錠に処方変更となり、製剤の切り替えによるリスクを回避することができた。

● 知識の深掘り

　一般名に「徐放」「12時間持続」「24時間持続」「非持続性」など作用時間が表記された薬剤がある。また今回の事例のように、同一の一般名を有する徐放性製剤であっても徐放性に違いがある薬剤も存在する。それぞれの薬剤の特徴を正しく把握しておくことは、適切な治療効果や有害事象の発現を防止することにつながる。そのほか、表15-3に示すように普通錠と腸溶錠などの剤形の違い、薬価基準収載品と未収載品がある薬剤が存在する。それらの薬剤は、一般名の末尾の表記が異なる。一般名で記載された処方箋を応需する際は、一般名処方の薬剤名の末尾まで十分に確認する必要がある。

表15-3 一般名処方における間違いやすい薬剤（文献4）、5）、各薬剤の添付文書より作成）

一般名 （一般名処方マスタ名）	ブランド名 （先発品等の主な薬剤）	通常の用法	効能・効果（先発品）
アンブロキソール塩酸塩錠	ムコソルバン®錠	1日3回	・急性気管支炎、気管支喘息、慢性気管支炎、気管支拡張症、肺結核、塵肺症、手術後の喀痰喀出困難の去痰 ・慢性副鼻腔炎の排膿
アンブロキソール塩酸塩徐放錠	ムコソルバン®L錠	1日1回	急性気管支炎、気管支喘息、慢性気管支炎、気管支拡張症、肺結核、塵肺症、手術後の喀痰喀出困難の去痰
オキシコドン錠	オキシコドン錠「第一三共」	1日4回	中等度から高度の疼痛を伴う各種癌における鎮痛
オキシコドン錠（乱用防止製剤）	オキシコドン錠NX「第一三共」	1日4回	中等度から高度の疼痛を伴う各種癌における鎮痛
オキシコドン 徐放錠（乱用防止製剤）	オキシコンチン®TR錠	1日2回	・中等度から高度の疼痛を伴う各種癌における鎮痛 ・非オピオイド鎮痛薬又は他のオピオイド鎮痛薬で治療困難な中等度から高度の慢性疼痛における鎮痛
	オキシコドン徐放錠NX「第一三共」	1日2回	中等度から高度の疼痛を伴う各種癌における鎮痛
サラゾスルファピリジン錠	サラゾピリン®錠	1日4〜6回	潰瘍性大腸炎、限局性腸炎、非特異性大腸炎
サラゾスルファピリジン腸溶錠	アザルフィジン®EN錠	1日2回（朝夕食後）	関節リウマチ
ジルデナフィル錠：RE	レバチオ®錠	1日3回	肺動脈性肺高血圧症
ジルデナフィル錠：VI	バイアグラ®錠（薬価基準未収載）	頓用	勃起不全
ゾニサミド錠：EX	エクセグラン®錠	1日1〜3回	部分てんかんおよび全般てんかんの部分発作、全般発作、混合発作型
ゾニサミド錠	トレリーフ®錠	1日1回	パーキンソン病、レビー小体型認知症に伴うパーキンソニズム
タクロリムスカプセル	プログラフ®カプセル	1日2回	・腎移植、肝移植、心移植、肺移植、膵移植、小腸移植における拒絶反応の抑制 ・骨髄移植における拒絶反応及び移植片対宿主病の抑制 ・難治性（ステロイド抵抗性、ステロイド依存性）の活動期潰瘍性大腸炎（中等症〜重症に限る） [0.5mg、1mgのみ] ・重症筋無力症 ・関節リウマチ ・ループス腎炎 ・多発性筋炎・皮膚筋炎に合併する間質性肺炎
タクロリムス徐放カプセル	グラセプター®カプセル	1日1回（朝）	・腎移植、肝移植、心移植、肺移植、膵移植、小腸移植における拒絶反応の抑制 ・骨髄移植における拒絶反応及び移植片対宿主病の抑制
タダラフィル錠：AD	アドシルカ®錠	1日1回	肺動脈性肺高血圧症
タダラフィル錠：ZA	ザルティア®錠	1日1回	前立腺肥大症に伴う排尿障害
タダラフィル錠：CI	シアリス®錠（薬価基準未収載）	頓用	勃起不全
デュタステリドカプセル：AV	アボルブ®カプセル	1日1回	前立腺肥大症
デュタステリドカプセル：ZA	ザガーロ®カプセル（薬価基準未収載）	1日1回	男性における男性型脱毛症
テオフィリン徐放錠（12〜24時間持続）	テオドール®錠	1日2回	[100mg、200mg錠] 気管支喘息、喘息性（様）気管支炎、慢性気管支炎、肺気腫
テオフィリン徐放錠（24時間持続）	ユニフィル®LA錠 ユニコン®錠	1日1回 （夕食後）	気管支喘息、慢性気管支炎、肺気腫
トラマドール塩酸塩口腔内崩壊錠	トラマール®OD錠	1日4回	疼痛を伴う各種癌、慢性疼痛における鎮痛
トラマドール塩酸塩徐放錠	ツートラム®錠	1日2回	慢性疼痛における鎮痛
トラマドール塩酸塩徐放錠	ワントラム®錠	1日1回	疼痛を伴う各種癌、慢性疼痛における鎮痛
ニフェジピン徐放錠（12時間持続）	アダラート®L錠	1日2回	・本態性高血圧症、腎性高血圧症 ・狭心症
ニフェジピン徐放錠（24時間持続）	アダラート®CR錠	1日1回	・高血圧症、腎実質性高血圧症、腎血管性高血圧症 ・狭心症、異型狭心症

一般名 （一般名処方マスタ名）	ブランド名 （先発品等の主な薬剤）	通常の用法	効能・効果（先発品）
プラミペキソール塩酸塩錠	ビ・シフロール®錠	①1日2回(朝夕食後)〜1日3回（毎食後） ②1日1回(就寝2〜3時間前)	①パーキンソン病 ②中等度から高度の特発性レストレスレッグス症候群
プラミペキソール塩酸塩徐放錠	ミラペックス®LA錠	1日1回(食後)	パーキンソン病
ベラプロストナトリウム錠	ドルナー®錠 プロサイリン®錠	1日3回	・慢性動脈閉塞症に伴う潰瘍、疼痛及び冷感の改善 ・原発性肺高血圧症
ベラプロストナトリウム徐放錠	ケアロード®LA錠 ベラサス®LA錠	1日2回	肺動脈性肺高血圧症
メサラジン徐放錠	ペンタサ®錠	1日3回(食後)	潰瘍性大腸炎（重症を除く）、クローン病
メサラジン腸溶錠	アサコール®錠	1日3回(食後)	潰瘍性大腸炎（重症を除く）
メサラジン腸溶錠	リアルダ®錠	1日1回(食後)	潰瘍性大腸炎（重症を除く）
ロピニロール 錠	レキップ®錠	1日3回	パーキンソン病
ロピニロール 徐放錠	レキップ®CR錠	1日1回	パーキンソン病
沈降炭酸カルシウム錠 (高リン血症用)	カルタン®錠	1日3回（食直後）	保存期及び透析中の慢性腎不全患者における高リン血症の改善
沈降炭酸カルシウム錠 (制酸剤)	炭カル錠	1日3〜4回	胃・十二指腸潰瘍、胃炎、上部消化管機能異常における制酸作用と症状の改善
カルテオロール塩酸塩点眼液（非持続性）	ミケラン®点眼液	1日2回	緑内障、高眼圧症
カルテオロール塩酸塩点眼液（持続性）	ミケラン®LA点眼液	1日1回	緑内障、高眼圧症
チモロール点眼液（非持続性）	チモプトール®点眼液	1日2回	緑内障、高眼圧症
チモロール点眼液（持続性）	チモプトール®XE点眼液 リズモン®TG点眼液	1日1回	緑内障、高眼圧症
フェンタニルテープ（1日用）	ワンデュロ®パッチ	1日（約24時間）毎に貼り替え	・中等度から高度の疼痛を伴う各種癌 ・中等度から高度の慢性疼痛における鎮痛
フェンタニルテープ（3日用）	デュロテップ®MTパッチ	3日（約72時間）毎に貼り替え	・中等度から高度の疼痛を伴う各種癌 ・中等度から高度の慢性疼痛における鎮痛
フェンタニルクエン酸塩テープ（1日用）	フェントス®テープ	1日（約24時間）毎に貼り替え	・中等度から高度の疼痛を伴う各種癌 ・中等度から高度の慢性疼痛における鎮痛

参考文献　1）デパケン®R錠　添付文書

2）セレニカ®R錠　添付文書

3）N. Yasui-Furukori, et al, Different serum concentrations of steady-state valproic acid in two sustained-release formulations, Psychiatry Clin Neurosci, 61(3)：308-312 (2007)

4）厚生労働省、処方箋に記載する一般名処方の標準的な記載（一般名処方マスタ）について（令和3年6月18日適用）、https://www.mhlw.go.jp/seisakunitsuite/bunya/kenkou_iryou/iryouhoken/shohosen_210401.html

5）医薬品医療機器総合機構、PMDA 医療安全情報 No.51、一般名類似による薬剤取り違えについて（2017年9月）

POINT ①

患者が転院した際は、病院・クリニックの採用薬の違いによる処方入力ミスのリスク管理を行う。

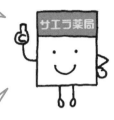

POINT ②

転院前後の処方内容に変更がないか確認し（特に規格や徐放性）、変更がある場合は、患者へのヒアリングをもとに、必要に応じて疑義照会を行う。

サエラ薬局グループ　薬局一覧（2021 年 10 月現在)

		店　　名	〒	所　　在　　地	電　　話
関東	埼玉	北与野店	338-0001	埼玉県さいたま市中央区上落合 1 丁目 11-15　アスク新都心ビル 1 F	048-711-5241
	埼玉	わらび店	335-0002	埼玉県蕨市塚越 1 丁目 6 番 14 号　第一商事ビル 103 号室	048-290-8140
	千葉	館山店	294-0051	千葉県館山市正木 4304-9	0470-20-5281
	千葉	習志野台店	274-0063	千葉県船橋市習志野台 4-13-9 クイーンハイツ 103 号室	047-402-5350
	千葉	館野店	294-0014	千葉県館山市山本 1192-1 番地	0470-30-8022
	千葉	北習志野店	274-0063	千葉県船橋市習志野台 1 丁目 38-11-1 階	047-401-5650
	東京	浜田山店	168-0065	東京都杉並区浜田山 4 丁目 16-4-119　ライオンズ 浜田山セントマークス	03-3313-1158
	東京	三鷹店	180-0006	東京都武蔵野市中町 1 丁目 12-10 スカイゲートタワー 5 階	0422-50-1771
	東京	蒲田店	144-0052	東京都大田区蒲田 5-28-18 ゾシオミューズ K5 1 階	03-6424-9981
	東京	武蔵小金井店	184-0004	東京都小金井市本町 5 丁目 15-8　ラ メゾンブランシュ 1 階 -A	042-316-1840
	東京	大森店	143-0016	東京都大田区大森北 1 丁目 2 番 2 号　福和ビル 1 階	03-6423-1318
	東京	池上店	146-0082	東京都大田区池上 7 丁目 6 番 5 号　池上メディカルブリッジ 1 階	03-5755-3650
	東京	江古田店	176-0005	東京都練馬区旭丘 1 丁目 7 6 番地 8 号	03-6915-3061
	神奈川	高田駅前店	223-0065	神奈川県横浜市港北区高田東 4-23-4	045-540-7522
	神奈川	東戸塚店	244-0801	神奈川県横浜市戸塚区品濃町 549-6　ドムス常盤 1 階	045-443-6016
北陸	富山	すみれ薬局　魚津店	937-0041	富山県魚津市吉島字中川原 8-3	0765-25-0258
	富山	黒部店	938-0031	富山県黒部市三日市 1074	0765-54-5070
	富山	新湊店	934-0049	富山県射水市鏡宮 109	0766-83-7525
	石川	穴水店	927-0053	石川県鳳珠郡穴水町此木壱 143 番 1	0768-52-3820
東海	愛知	春日井店	480-0305	愛知県春日井市坂下町 5-1215-810	0568-93-1600
	愛知	勝川駅前店	486-0931	愛知県春日井市松新町 1 丁目 3 番地　ルネッサンスシティ勝川一番街 3 階	0568-35-6888
	愛知	砂田橋店	461-0045	愛知県名古屋市東区砂田橋 4 丁目 1 番 52 号 コノミヤ 1 階	052-715-5330
	三重	ひなが店	510-0891	三重県四日市市日永西 3 丁目 17 番 19-1 号	059-349-5840
京都	京都	つばき薬局 (男山店)	614-8366	京都府八幡市男山泉 19-1	075-925-8961
	京都	つばき薬局 美濃山店	614-8294	京都府八幡市欽明台北 4-1-101　（欽明台クリニックプラザ）	075-925-7014
大阪	大阪	泉佐野店	598-0013	大阪府泉佐野市中町 2 丁目 5-32	072-460-2501
	大阪	境川店	550-0024	大阪府大阪市西区境川 1 丁目 1-31	06-6585-2130
	大阪	さくら薬局（枚方さくら）	573-1141	大阪府枚方市養父西町 24-25	072-864-6700
	大阪	すみれ店	555-0001	大阪府大阪市西淀川区佃 3-2-26	06-6476-5539
	大阪	豊里店	533-0013	大阪府大阪市東淀川区豊里 7-19-7	06-6379-6305
	大阪	泉大津店	595-0061	大阪府泉大津市春日町 2-11	0725-20-5560
	大阪	茨木白川店	567-0832	大阪府茨木市白川 1-3-18	072-636-9366
	大阪	八尾店	581-0818	大阪府八尾市美園町 4-155-3	072-990-3633
	大阪	箕面店	562-0001	大阪府箕面市箕面 6-4-40	072-720-0711
	大阪	古市店	583-0853	大阪府羽曳野市栄町 2-4 松井ビル 1 F	072-950-3150
	大阪	深江橋店	536-0021	大阪府大阪市城東区諏訪 2-5-14	06-6961-4501
	大阪	牧野店	573-1134	大阪府枚方市養父丘 2-12-24	072-836-0052
	大阪	同仁薬局	569-1115	大阪府高槻市古曽部町 1 丁目 4-1-1 階	072-684-0169
	大阪	新森店	535-0022	大阪府大阪市旭区新森 7 丁目 9-9 サンファミリー 101	06-6958-1520

	店　名	〒	所　在　地	電　話
大阪	大阪	もみじ薬局	573-1124	大阪府枚方市養父東町 64-1	072-864-0752
	大阪	土師ノ里店	583-0007	大阪府藤井寺市林 5-7-28	072-931-7710
	大阪	鶴見店	538-0053	大阪府大阪市鶴見区鶴見 3-13-35　グリーンビューつるみ	06-6914-3585
	大阪	上本町店	543-0027	大阪府大阪市天王寺区筆ヶ崎町 5-52 ウェルライフ上本町 207 号	06-6774-0822
	大阪	くずは駅前店	573-1121	大阪府枚方市楠葉花園町 11 番 3-102 号	072-836-3255
	大阪	アリオ鳳店	593-8325	大阪府堺市西区鳳南町 3 丁 199-12　アリオ鳳アリオモール 2 階 2110	072-272-8826
	大阪	今里店	537-0014	大阪市東成区大今里西 1 丁目 26 番 5 号 ロハスプラザ今里 101	06-6978-3600
	大阪	真法院店	543-0041	大阪府大阪市天王寺区真法院町 7-31	06-4305-6620
	大阪	和泉中央店	594-0041	大阪府和泉市いぶき野 5-1-2 PIVO 和泉中央 2 階	0725-57-6761
	大阪	高槻店	569-1115	大阪府高槻市古曽部町 2-13-27	072-685-2242
	大阪	あんず薬局 千里山東店	565-0842	大阪府吹田市千里山東 4-6-10 ウエストフィールド 7　2 号室	06-6337-8855
	大阪	梅田東店	530-0016	大阪府大阪市北区中崎 1 丁目 2-25 アクシオ梅田東 1 階	06-6361-7001
	大阪	藤井寺店	583-0007	大阪府藤井寺市林 2 丁目 6-22	072-939-1121
	大阪	都島店	534-0021	大阪市都島区都島本通 5-14-11	06-6927-7150
	大阪	今川店	546-0003	大阪府大阪市東住吉区今川 3-12-12-1F	06-6706-5933
	大阪	あんず薬局　豊中店	560-0035	大阪府豊中市箕輪 2 丁目 2-22	06-6840-6116
	大阪	千里中央店	560-0085	大阪府豊中市上新田 2 丁目 24-50-2	06-6170-1903
	大阪	枚方店	573-1194	大阪府枚方市中宮北町 1 番 15 号	072-800-1941
	大阪	今里北店	537-0014	大阪府大阪市東成区大今里西 1 丁目 17-23	06-4307-6407
	大阪	上野芝店	593-8301	大阪府堺市西区上野芝町 2 丁 3 番 18 号－ 1 階	072-242-4712
	大坂	ドームシティ店	550-0024	大阪府大阪市西区境川 1 丁目 1 番 34 号	06-6695-7670
	大阪	漢方みず堂 サエラ薬局　本町店	550-0005	大阪府大阪市西区西本町 1 丁目 10-3　新松岡ビル 1F	06-6575-9056
兵庫	兵庫	たんぽぽ店（東灘店）	658-0016	兵庫県神戸市東灘区本山中町 3-1-14 ローテローゼ本山　1 階	078-435-0755
	兵庫	灘店	651-0065	兵庫県神戸市中央区割塚通 3-1-3	078-241-7111
	兵庫	西宮北口店	663-8035	兵庫県西宮市北口町 1 番 2 号 401 a	0798-69-1460
	兵庫	仁川店	665-0061	兵庫県宝塚市仁川北 2-5-1	0798-56-1487
	兵庫	神戸長田店	653-0013	兵庫県神戸市長田区一番町 2-1-1	078-574-1872
	兵庫	阪神尼崎店	660-0827	兵庫県尼崎市西大物町 12-41　アマゴッタ 4F	06-4868-4189
	兵庫	芦屋店	659-0093	兵庫県芦屋市船戸町 1-29　芦屋駅西ビル 5F	0797-25-1401
	兵庫	武庫之荘店	661-0035	兵庫県尼崎市武庫之荘 1 丁目 37-14-1F	06-4950-0371
	兵庫	甲東園店	662-0812	兵庫県西宮市甲東園 3 丁目 2 番 29 号　アプリ甲東 2 階 203 号室	0798-31-2714
奈良	奈良	生駒店	630-0256	奈良県生駒市本町 5-9	0743-71-7337
	奈良	学園前店	631-0036	奈良県奈良市学園北 1-9-1 パラディ学園前前 2 5 F	0742-40-1106
	奈良	登美ヶ丘店	631-0003	奈良県奈良市中登美ヶ丘 6-3-3　リコラス登美ヶ丘 A 棟 1 階	0742-53-3501
	奈良	なかとみ店	631-0003	奈良県奈良市中登美ヶ丘 6-3-5-101 号	0742-81-9272
岡山	岡山	倉敷店	710-0826	岡山県倉敷市老松町 4-11-35	086-423-6107
	岡山	倉敷 2 号店	710-0826	岡山県倉敷市老松町 4-2-44	086-441-6500

編著者

上田 利幸 (うえだとしゆき)

サエラ薬局グループ北陸エリアマネジャー。
店舗支援部・スキルアップサポート部門長。
サエラ薬局社外報告研究会代表。
2005 年金沢大学薬学部製薬化学科卒業。同年サエラ薬局入社。魚津店勤務を経て、2008 年新湊店店長。2015 年北陸エリアマネジャーに就任。2020 年社外報告研究会を発足。2021 年より店舗支援部・スキルアップサポート部門長を兼任。

中川 三智瑠 (なかがわみちる)

サエラ薬局グループ千葉エリアシニア店長。
サエラ薬局社外報告研究会メンバー。
2008 年摂南大学薬学部薬学科卒業。同年サエラ薬局入社。勝川駅前店に配属後、2014 年同店長。2018 年館野店店長を経て、2019 年千葉エリアシニア店長に就任。現在千葉県内 4 店舗のシニア店長として、店長および若手薬剤師の育成に従事。

執筆協力

橋本 良太 (はしもとりょうた)

サエラ薬局グループ 教育研修部上席研究員。
薬学博士。
1990 年大阪薬科大学（現大阪医科薬科大学）卒業。1992 年京都大学大学院薬学研究科修了。鐘紡株式会社勤務を経て、1999 年サエラ薬局に入社。2000 年茨木白川店店長。2008 年上本町店店長。2016 年より教育研修部に異動し薬剤師教育に従事。2020 年大阪薬科大学にて博士号取得。

下路 静佳 （しもじしずか）

株式会社サエラ 取締役（サエラ薬局グループ教育研修部担当役員）。
神戸女子薬科大学（現神戸薬科大学）卒業。薬局・病院勤務を経て、2000 年サエラ薬局入社。2001 年豊里店店長。2008 年より店舗運営部。その後教育研修部に移籍し現在に至る。社内のリスクマネジメントおよび社員教育に従事する。

株式会社サエラ

1997 年の兵庫県神戸市での初出店を始点に、保険薬局の運営、健康増進事業を主たる事業として、関西、関東、東海、北陸、岡山に調剤薬局を展開し、2021 年 9 月現在、76 店舗を運営している。コーポレートコンセプトは、「全従業員と家族の幸福を追求するとともに、その幸せに気付き、感謝できる心を育み、社会の成長発展に貢献する」こと。そして、「患者様のための薬局づくりを目指し、いつも患者様に真心を込めて安全・安心を提供します」を是とし、学びを絶やさず、常に新たなチャレンジを続けることでプロとしての専門スキルを磨き、人間性豊かな社会人であることを目指している。また、「健康教室」の開催、「居宅訪問」による高齢者在宅療養支援など、地域に根差した活動にも積極的に取り組んでいる。

系列グループ内には、介護事業・クリニック事業・開業支援事業・不動産事業があり、各事業が密に連携することで、健康的な地域社会創りに貢献している。

サエラのロゴマークは、「花を両手で包み込む」をモチーフにしており、花を両手で包み込む時のように、優しく・真心を込めて患者様に接するという意味が込められている。

薬局薬剤師による
『プレアボイド』実学

2021 年 10 月 10 日　第 1 刷発行

編　著　　サエラ 社外報告研究会
発行人　　小池由久
発行所　　株式会社サエラ
　　　　　大阪府大阪市中央区本町 2-2-5 本町第 2 ビル 3F
　　　　　TEL 06-6263-2111　FAX 06-6263-2112
　　　　　URL https://www.saera-ph.co.jp/
発売元　　株式会社 MAS ブレーン
　　　　　大阪府豊中市寺内 2-13-3 日本経営ビル
　　　　　出版部
　　　　　東京都品川区東品川 2-2-20 天王洲オーシャンスクエア 22F
　　　　　TEL 03-5781-0600　FAX 03-5781-0599
印刷・製本　　株式会社イデイ